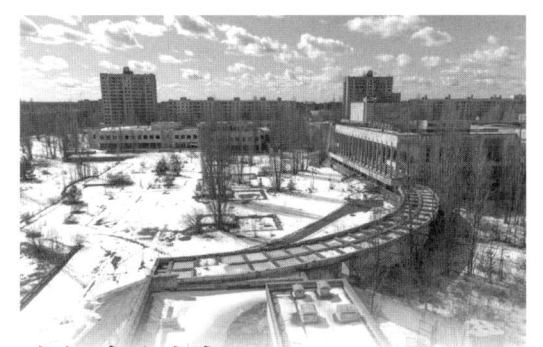

放射性セシウムが与える人口学的病理学的影響

チェルノブイリ25年目の真実

ユーリ・I・バンダジェフスキー［編著］
久保田 護［訳］

合同出版

本書は、放射線被曝した人びとの健康状態のデータに拠っている。体内に取り込まれた放射性セシウム137による病理過程の特徴を述べ、チェルノブイリ原発事故被災地の住民の健康を改善するための基本的方向を示した。

　本書を、あらゆる専門分野の医師、エコロジー分野の研究者、科学者、放射線防護の分野の専門家など、チェルノブイリ事故被災者の運命に無関心ではいられないすべての人びとに贈る。

目　次

まえがき　A.V. ヤブロコフ

第1部　チェルノブイリ惨事の放射線、人口、伝染病、医学の現状 ……… 7

1.1　チェルノブイリ原発事故前後のベラルーシ共和国の放射線エコロジーの状態、人口と人びとの健康の問題　7
　　── Yu.I. バンダジェフスキー /G.S. バンダジェフスカヤ

1.2　ウクライナのチェルノブイリ原発事故被災郡の医学と人口の状態　24
　　── N.F. ドゥボバヤ

1.3　チェルノブイリ原発事故の被害が大きいキエフ州イワンコフ郡の住民の健康状態　48
　　── O.N. カドゥン

第2部　人間の生命に重要な臓器と系へのセシウム137の取り込みによる病理過程 ……… 59

2.1　人間や動物の体内への放射性セシウム取り込み、それに影響する要因　59
　　── Yu.I. バンダジェフスキー

2.2　セシウム137を取り込んだ内臓の組織と機能の変化　65
　　── Yu.I. バンダジェフスキー /A.M. ペレプレトチコフ

2.3　セシウム137で汚染された地域に住んでいる子どもの心血管系の変化　76
　　── Yu.I. バンダジェフスキー /G.S. バンダジェフスカヤ

2.4　体内に取り込まれたセシウム137が免疫系と造血系に与える影響　95
　　── Yu.I. バンダジェフスキー

2.5　セシウム137で汚染された地域に住んでいる子どもの視覚器官の病態　99
　　── Yu.I. バンダジェフスキー

2.6　セシウム137を取り込んだ女性の生殖系、妊娠経過、胎児の発育　101
　　── Yu.I. バンダジェフスキー

2.7　長寿命放射性核種取り込み症候群　109
　　── Yu.I. バンダジェフスキー

第3部　チェルノブイリ原発事故の被災地の住民の健康を
　　　　良い状態に変える活動の基本方向 ……………………………… 123
　　　── Yu.I. バンダジェフスキー/N.F. ドゥボバヤ／ローラン・ジェルボ／
　　　　G.S. バンダジェフスカヤ

むすび　Yu.I. バンダジェフスキー

装幀　守谷義明＋六月舎
組版　合同出版デザイン室

まえがき

　歳月が過ぎ、過去の実績と今後の活動意図が総括して評価される。重要性が過小評価できないこの本を読者が手にすれば、現代技術史上で最大の惨事であるチェルノブイリの結果を深く理解し評価できる。

　この惨事について何千冊もの本が書かれ、さらに何千冊も書かれるであろう。しかし、本書はチェルノブイリ文献の中で特別な地位を占めている。それは放射性核種を取り込んだ結果について、Yu.I. バンダジェフスキー教授が公表した新しい研究のおかげである。

　この研究はチェルノブイリ放射能汚染の特質と結果を理解するのに極めて重要である。研究はバンダジェフスキー教授、彼の同僚、研究生によって20年前にベラルーシではじまった。その研究はバンダジェフスキー教授の逮捕と6年間の長い冤罪投獄で悲劇的に中断された。ベラルーシ政府のかくも恥ずべき判決の真の動機は、疑いなく、少量なら安全とする政府の立場を覆し、ごく少量の放射性核種でも体内に取り込まれると健康に良くない重大な結果を招くとバンダジェフスキー学派が結論したからである。

　発表された論文は、体内に取り込まれた放射性核種に関する研究の実績と今後の研究方向を示している。これは原子力産業の無責任な発展による被害者たちが効果的な放射線防護法を確立するのに極めて重要である。チェルノブイリで放出された放射性核種に侵されたキエフ州イワンコフ郡における学術的研究と具体的対策の促進が重要で将来性がある。この集中研究によって、1、2の病理研究だけでは見落とされがちな医学的、生物学的な惨事の結果を統合し、全状況を把握できる。この統合された状況の把握が惨事の結果を最小化する効果的な方法を見出す手立てになるに違いない。

　私は、ユーリー・イワノビッチ・バンダジェフスキー教授と彼が理事長を務める統合分析センター「エコロジーと健康」が、チェルノブイリ原発事故の惨事を克服する新しい重要な学術的業績をあげることを切望している。

　　アレクセイ・ヤブロコフ（ロシア科学アカデミー顧問、核と放射線安全計画指導者、
　　　　　　　　　　国際社会エコロジー連盟、欧州放射線リスク委員会員）

第1部
チェルノブイリ惨事の放射線、人口、伝染病、医学の現状

1.1 チェルノブイリ原発事故前後のベラルーシ共和国の放射線エコロジーの状態、人口と人びとの健康の問題

1.1.1 1986年までの放射線エコロジーの事情

人間にとって被曝量の多い放射性核種はセシウム137、ジルコニウム95、炭素14、ルテニウム106、ストロンチウム90、セリウム144、トリチウム131、ヨウ素131である。その由来は主に核兵器の実験と原子力発電所の活動に関連している。

大気中の核兵器実験は1945年にはじまり、1945～1958年と1961～1962年に激しかった。1963年から多くの国が核兵器の実験を地下でするようになった。しかし、フランスと中国は大気中の実験を中止せず、1963～1981年に核爆発力は32.5Mtに増大した [3]。

放射線生物学的立場からすると、地表への降下による被曝線量の多い主な核種はセシウム137である。これが放射性廃棄物または、核爆発の産物として環境に取り込まれる [9]。セシウム137は長寿命で、半減期30年である（セシウム134の半減期は2.64年）。

セシウム137を含む放射性廃棄物の主な出所は原子炉と核燃料処理設備である。気体の原子炉産物中の放射性セシウムは、主にキセノン137から作られる。セシウム137はベータ線を出すが、その崩壊生成物である半減期2.55分のバリウム137がガンマ線を出す。放射性セシウムは原子炉と核燃料処理設備の弱活性液体の廃棄物に含まれて環境に排出される可能性がある。

しかし、セシウム137がもっとも激しい外部被曝を引き起こすのは核爆発のとき、または、原子力発電所の事故のときで、その一例が1986年のチェルノブイリ原発事故である。

いずれにしても、原子の崩壊を人間のためのエネルギーとして利用すると、数年のうちに成層圏にセシウム 137 が蓄積し、この放射性核種が地球の表面全体に降下する（**図 1.1.1**）。

ソ連のヨーロッパ域の放射性セシウムの記録は 1963 年にはじまった。

この放射性核種は人体には主として食料から入ることを考慮して、ソ連保健省生物物理研究所の所員は 1967 ～ 1970 年にポーレシエの各地で牛乳のセシウム 137 含有量のサンプルを 1000 件以上集めた[9]。その結果、いわゆる「牛乳セシウム」カードが作られ、これでセシウム 137 の最高濃度はベラルーシ共和国ゴメリ州でみられることが判明した（**図 1.1.2**）。

ゴメリ州ではセシウム 137 の高い濃度が 60 年代と 70 年代に、他の食料、とくに肉と野菜でも記録された（**表 1.1.1**）。

ウクライナでは牛乳の放射性セシウム含有量がずっと低い。それで、体内に取り込まれたセシウム 137 による年平均被曝量はベラルーシ住民ではウクライナ住民の 2.5 倍になる [9]。

セシウム 137 の降下に関する毎年のデータ、食料品（牛乳）や人体の保有量を分析すると、1963 年が、チェルノブイリ事故以前にベラルーシに降下したセシウム 137 が最大の年と断定できる。また、セシウム 137 とストロンチウム 90 が 1963 ～ 1968 年にミンスク市に降下したことが記録されている [13]。

1968 年にセシウム 137 の降下量は 1 ／ 30 になったが、人体の保有量は約 3 倍になった [9]。ベラルーシとウクライナのポーレシエ地方の住民の放射性セシウム保有量を 1980 年までに 1970 年の 25％にし、2000 年までに牛乳のセシウム 137 含有量を 1970 年の半分にすることが計画された [9]。牛乳、乳製品、パンの他、肉類の中でもとくに牛肉から放射性セシウムが人体に入り込んでいる。1967 ～ 1970 年に得た結果では、牛肉のセシウム 137 濃度が 700 ～ 8,300 ピコキュリー /kg であった。その際、最高の濃度（9,300 ピコキュリー /kg）は仔牛の肉で記録された。

ソ連保健省生物物理研究所の所員が行なった計算では、1969 ～ 1970 年に体内に取り込まれたセシウム 137 による年平均被曝量（ミリラド／年）はブレスト州の住民では 2.6、ゴメリ州の住民では 3.2 であったが、キエフ州の住民は 0.9 で、ロベンスクでは 1.6、チェルニゴフスクでは 2.3 であった [9]。

このようにベラルーシとウクライナの住民はチェルノブイリ事故の 20 年以上前に放射性元素、とくにセシウム 137 の影響を受けていた。セシウム 137

図 1.1.1　地球上の各地点の大気中セシウム 137 の最高レベル

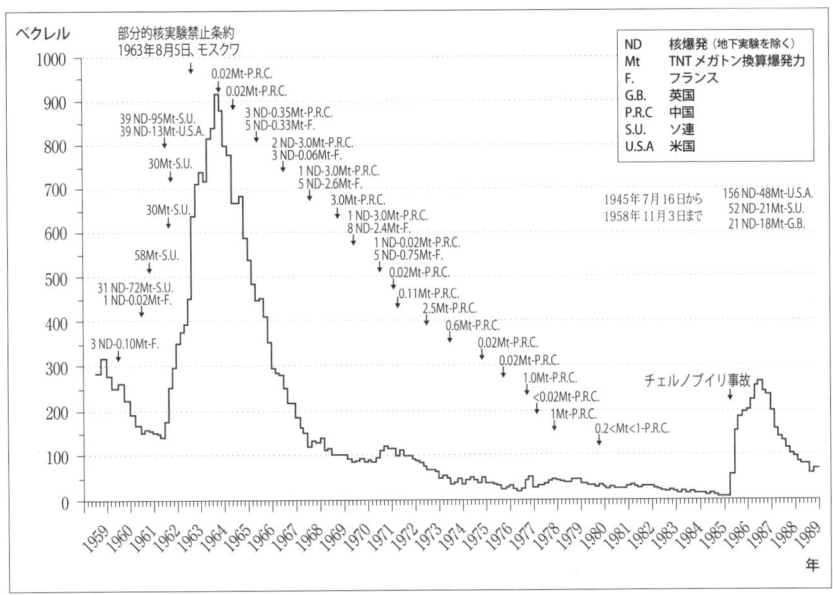

図 1.1.2　20 世紀 60 年代のベラルーシ各地の牛乳のセシウム 137 含有量 [18]

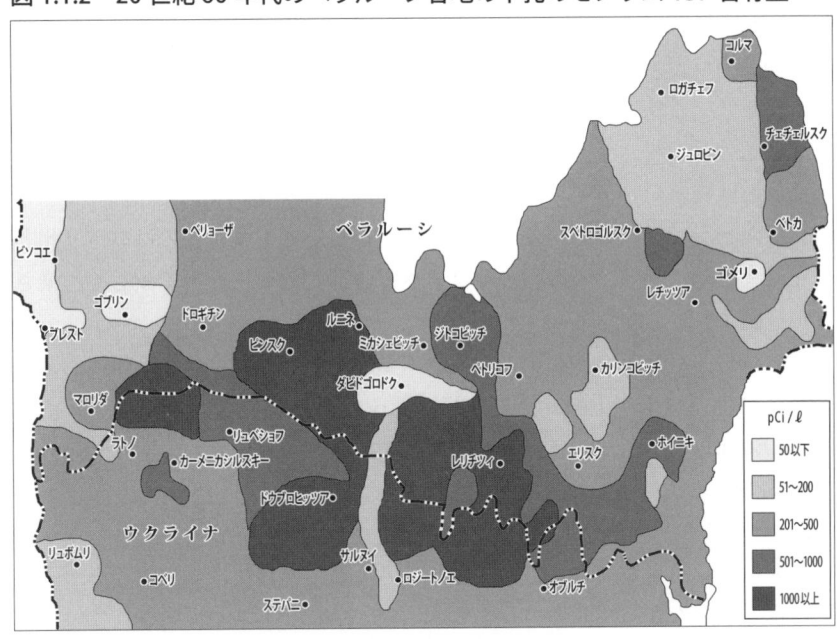

の高い含有量が当時、ソ連の他の共和国の住民の食料で記録されていた（**表1.1.2**）。

1.1.2　1986年のチェルノブイリ原発事故の後の放射線エコロジーの状態

　ソ連の原子力分野の指導的専門家の話によると、チェルノブイリ原発事故は原子炉の稼働末期に起り、放射能崩壊物の蓄積量はこのとき最大だった。4号炉の爆発と火災で、1億8000万キュリー以上の放射性物質が環境に放出された（原発の近くに放出された数トンの核燃料を考慮せずに）。

　原子炉では核燃料が崩壊して質量80～150と130～150の同位元素が蓄積する。しかし、その量を考えると、ヨウ素131、セシウム137、134、ストロンチウム90、プルトニウム239に注目すべきである[14]。これらの元素がベラルーシ、ウクライナ、ロシア、その他ヨーロッパ諸国の広大な土地を汚染した[24]。

　放射性セシウムによる汚染だけで、旧ソ連の領土はこの期間に3,100km²が1,480kBq/m²以上、7,100km²が555～1,480kBq/m²、約17,900km²が185～555kBq/m²、76,100km²が37～185kBq/m²になった。1996年1月1日には約145,000km²が37kBq/m²以上の放射性セシウムで汚染されていた[24]。この地域に現在700万人以上が住んでいる。高線量の放射線を受けている人の全数はチェルノブイリ事故処理者を入れると1000万人に達する。

　専門家の話では、チェルノブイリ原発4号炉事故の結果、大気中に放出された放射性物質の約70％がベラルーシ共和国の23％を汚染した[29]。

　ベラルーシでチェルノブイリ原発の災害をもっとも受けたのはゴメリ州とモギリョフ州である。この州のほぼすべての郡が放射性元素で激しく汚染された（**図1.1.3**）。

　事故後のベラルーシ共和国でセシウム137が多い地区はゴメリ州のチェチェルスク郡（シェペトビッチ村2,271.43kBq/m²）、ドブルシ郡（ブイレボ村2,220kBq/m²）、モギリョフ州のチェルニゴフ郡（チュジャナ村5,402kBq/m²）である[14]。

　しかし、この州の他の郡でも、土壌のセシウム137の量がいちじるしかった。

　放射性セシウムが《きれい》とされていた郡への移住は効果的でなかった。その郡も残念ながらプルトニウム238、239、240で土壌が汚染されていたの

表 1.1.1　20 世紀 70 年代のベラルーシ共和国ゴメリ州の住民の一日分食料の
　　　　　セシウム 137 とストロンチウム 90 の含有量 [18]

ゴメリ州の三つの村の住民の一日分食料中のセシウム 137 とストロンチウム 90

生産品	セシウム 137 ピコキュリー	食料中含有量%	ストロンチウム 90 ピコキュリー	食料中含有量%
パン、パン製品	16.0	0.8	7.0	11.2
牛乳	1235.0	60.0	28.2	44.7
肉	164.0	8.0	1.7	2.7
魚	33.0	1.6	9.0	14.2
じゃがいも	555.0	26.9	11.5	18.3
野菜、瓜類	15.0	0.7	4.0	6.3
果物	1.0	0.05	0.6	1.0
きのこ	40.0	1.9	1.0	1.6
計	2059.0	99.95	63.0	100

表 1.1.2　旧ソ連の共和国の住民の一日分食料のセシウム 137 含有量 [18]

農家の食料のセシウム 137 含有量、ピコキュリー [70,71]

共和国	1964	1965	1966	1967	1968	1969
ロシア	363	259	158	101	61	43
ウクライナ	330	261	160	96	57	41
ベラルーシ	434	286	180	111	70	50
ウズベキスタン	201	167	94	57	30	23
カザフスタン	233	177	104	66	37	32
グルジア	338	243	139	82	45	33
アゼルバイジャン	193	164	94	57	30	24
リトアニア	449	292	193	116	73	51
モルドバ	318	249	145	93	53	36
ラトビア	474	314	200	125	77	51
キルギスタン	226	174	99	59	32	25
タジキスタン	199	172	97	60	32	24
アルメニア	217	178	106	66	37	32
トルクメニスタン	224	172	102	63	34	25
エストニア	547	370	233	149	92	58

図1.1.3　1986年のチェルノブイリ事故後のベラルーシ共和国のセシウム137汚染

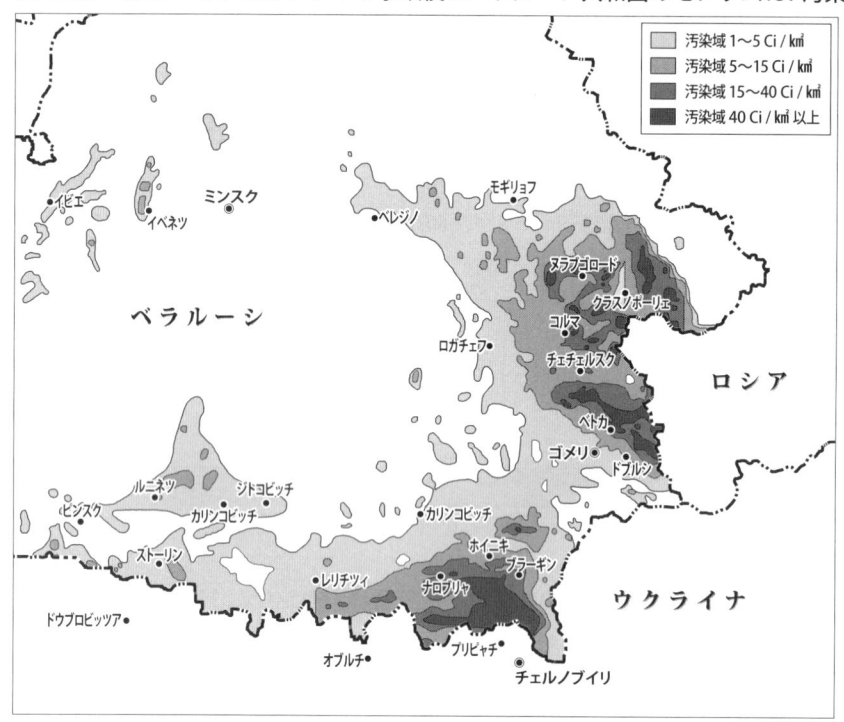

である（3.7kBq/m²以上）。

ゴメリ州とモギリョフ州の他に、セシウム137汚染度37kBq/m²以上の地域があったのはブレスト州の6郡（ルニネツ、ストーリン、ピンスク、ドロギチン、ペレゾフカ、バラノビッチ）、グロドノ州の6郡（ジャトロボ、イビエ、コレリチ、リダ、ノボグルドク、スモルゴニ）、ミンスク州の10郡（ボロジン、ボリソフ、ベレジノ、ソリゴルスク、マラデーチノ、ビレイカ、ストルブツイ、クルプキ、ロゴイスク、スルツク）である [14]。

ゴメリ州とブレスト州の数郡のセシウム137汚染は、1986年のチェルノブイリ事故以前から長期間あったことに注目すべきである [9]。同様な状態がグロドノ州とミンスク州の数郡で起きていた可能性がある。おそらく、これらの郡では前世紀の90年代に放射性セシウム汚染が最大になっていた。

1986年の原発事故だけを基にしてチェルノブイリ地区の住民の全被曝線量を計算し、ベラルーシ住民が20年以上も放射線被曝していたことをまったく

考慮していなかった研究者の発言は、この事実で完全に否定される。

公的にはこの情報が、チェルノブイリ事故後、注意深く秘匿されていた。大気中に放出され、多数の人が住んでいる土地を汚染した放射性元素は、人間や動物に自然に入り込んでしまう。ヨウ素 131 は消化管や気道から体内に入るが、セシウム 137 とストロンチウム 90 は主に食料とともに入る。すなわち、放射能汚染域の動植物から得た食料は、放射性核種が人体に入る主な経路である。

遺憾ながら、ベラルーシの食料のセシウム 137 とストロンチウム 90 の基準は住民の放射線防護の役に立っていない。ベラルーシ共和国が許容した量の放射性元素が毎日体内に入り、長期の被曝が続いている。

1.1.3 1986 年チェルノブイリ事故の前後の ベラルーシ共和国の人口指数

放射性セシウムで汚染される前のベラルーシ共和国の人口状態は順調であった。生活が困窮していた戦後直後でさえ、出生率は死亡率を毎年上回っていた（国民の自然増は 1940 年に 13.7％、1945 年に 11.2％）。

1960 年にはベラルーシで戦後最大の自然増 17.8％があった。

しかし、1965 年から、出生率が一貫して低下し死亡率が増大している。これは住民の自然増指数に反映し、1985 年にはその値が 5.9％になった。

1986 年 4 月 26 日のチェルノブリ原発事故後の情勢は次のように深刻化し続けた。1993 年から住民の自然増指数はマイナスになった。出生率が 9.3％まで累進的に低下し、死亡率は 14.2％まで増大したので、1999 年の自然増指数は －4.9％になった [7]。その後、情況はさらに悪化し、人口指数は 2002 年に －5.9％、2003 年に －5.5％ [22]、2005 年には －5.2％ [23] になった。それで人口は自然増でなく自然減になった（**図 1.1.4**、**1.1.5**）。

1994 年から 2008 年までに、ベラルーシ共和国の住民は 607,400 人（約 5.9％）減少し、2009 年の当初に 9,671,900 人になった（**図 1.1.6**）。15 歳以下の子どもの人数の減少に注目すべきで、2000 年から 2009 年の間に 59 万人減少したのである（**図 1.1.7**）。

1990 ～ 1999 年だけでベラルーシ住民の死亡率は 32.7％（1000 人当り 10.7 人から 14.2 人に）増大した。そのうち男は 40.2％、女は 24.3％である [17]。1999 年の死亡率上昇は 50 ～ 54 歳の年齢ではじまった。

図 1.1.4　ベラルーシ共和国の出生率と死亡率（住民 1000 人当り）[27]

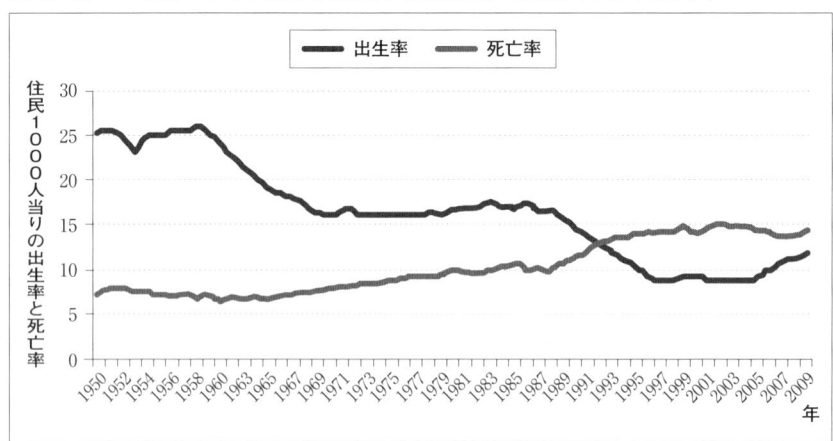

図 1.1.5　ベラルーシ共和国における住民の自然増指数 [27]

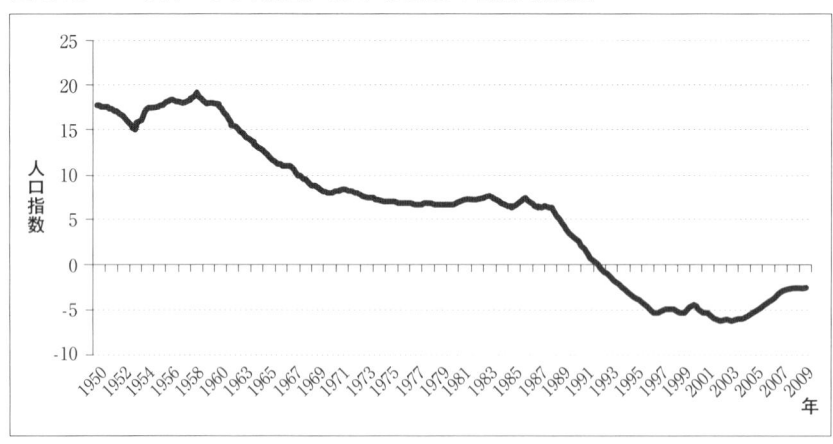

　セシウム 137 とストロンチウム 90 の汚染度が高いゴメリ州のベトカ、ホイニキ、ナロブリャ、ブラーギン、ブダ・コシェレボ地区では、死亡率がベラルーシの平均をはるかに超えている（**図 1.1.8**）。

1.1.4　放射線の影響を受けたベラルーシ共和国の住民の チェルノブイリ事故前後の健康状態

　ベラルーシ共和国ではこの 30 年以上の間、住民の健康状態が一様に悪化している。1990 〜 1999 年だけで発病数が 43％増したが [17]、これはたいて

図 1.1.6　ベラルーシ共和国における住民数の変化 [28]

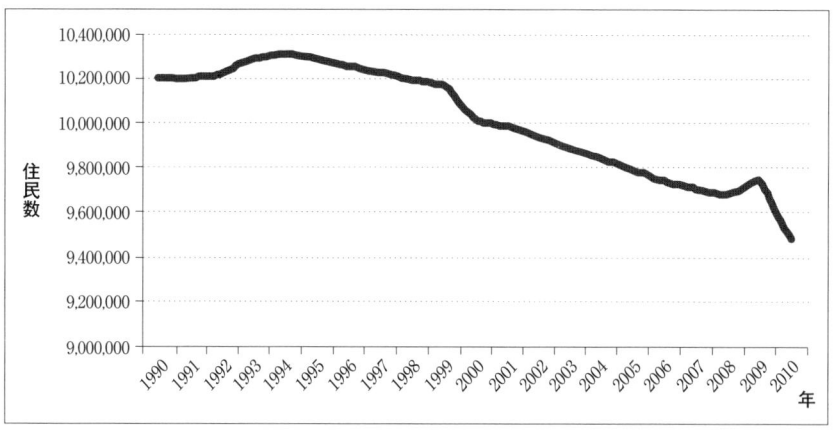

図 1.1.7　ベラルーシ共和国の子どもの人数の変化 [27]

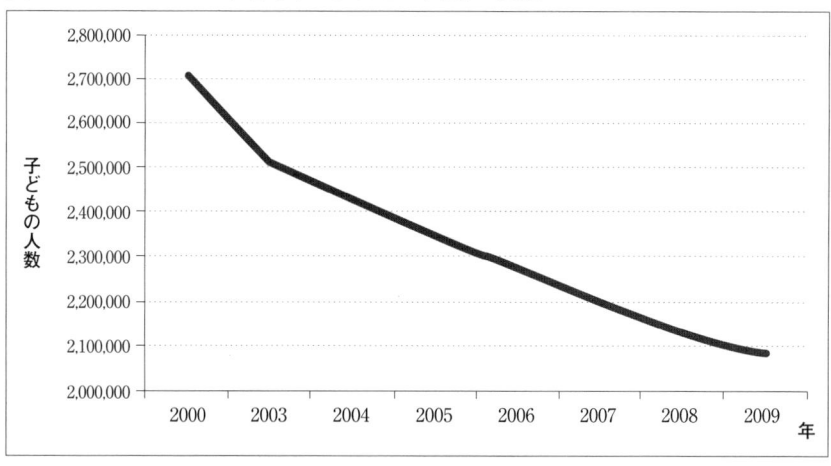

い造血系の病気と腫瘍に関係している [2]。21 世紀になっても情況は変わらず、すべての病気で発病数が増している（**図 1.1.9**）。

■血液循環系の病気

血液循環系の病気の発病率は絶えず増大している（**図 1.1.10**）。
1980 年から 1994 年までだけで血液循環系の病気の発病率が 5.5 倍になり、

図 1.1.8　ベラルーシ共和国の各郡の住民の死亡率の変化 [26]

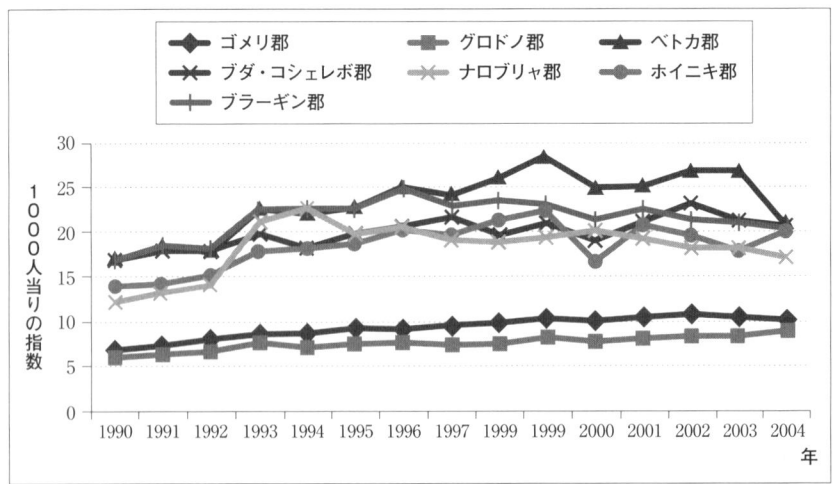

図 1.1.9　ベラルーシ共和国住民の成人の発病数 [27]

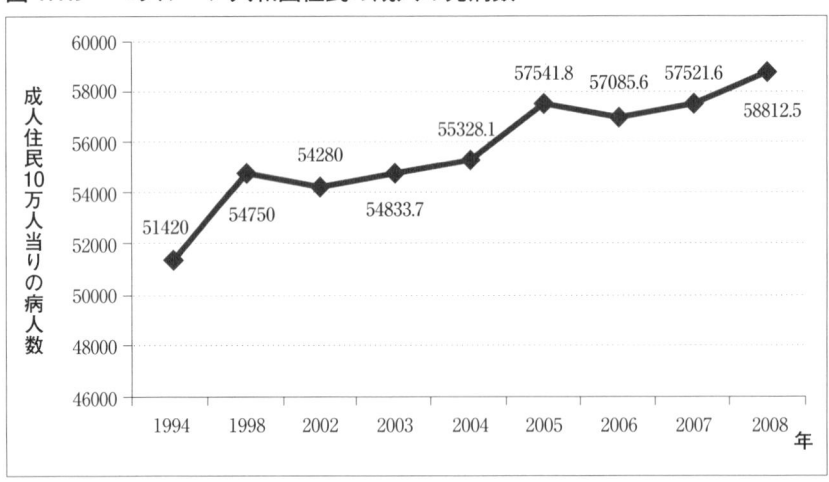

全体の罹病率は 4.2 倍になった [8]。この病態の絶えまない増大が放射性核種で汚染された地方でみられ、1988 年以来、ゴメリ州のこの指数はベラルーシ共和国でもっとも高いのである。この際、脳血管の病気の数の増大が確認されている。

　血液循環系の病気（心血管病）は成人の死亡率の主な原因である。1997 年の死亡率の構成中の心血管病の比重は 50.4％ [18]、1998 年は 51.6％ [19]、

図 1.1.10　ベラルーシ共和国の成人の血液循環系の病気の発病の動向 [27]

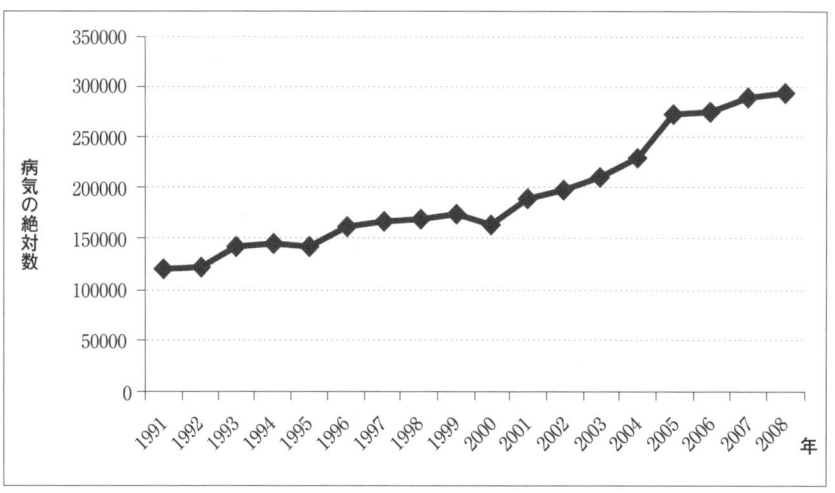

図 1.1.11　ベラルーシ共和国における 2009 年の死亡原因の構成 [28]

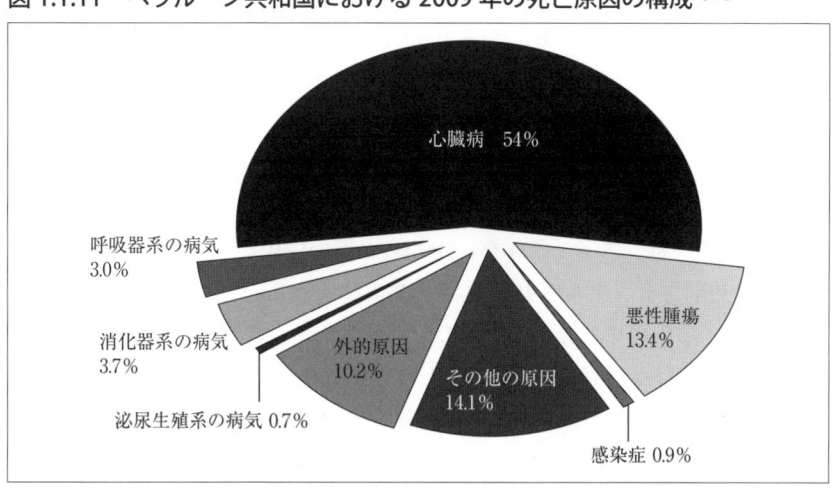

1999 年は 52.9% [20] だった。心血管病による 2009 年の死亡者の数は 2008 年に比べて 2.9% 増大し、死亡者全数の 54% になった（**図 1.1.11**）。心血管病の主因は虚血症（全成人で 63.7%、就労成人で 57.2%）と脳血管障害である [19]。初期廃疾者では血液循環系の病気が 40.2% を占める [20]。廃疾者で死亡に至った全数は 1999 年末に共和国の全住民の 4.1% を占めた [17]。

　悪性腫瘍は死亡原因の第 2 位で全死亡率の 13.4% を占める（**図 1.1.11**）。

■悪性腫瘍

　ベラルーシ共和国では最近30年間に悪性腫瘍の発生が絶えず増大している（**図 1.1.12**）。
　病気がもっとも増えたのはゴメリ州だった [1]。チェルノブイリ事故被災地の住民には肺、結腸、直腸、膀胱、腎臓、乳腺のがんの症例が増大している [6]。これらの臓器はセシウム137の取り込みと排泄に直接関係している。
　チェルノブイリ事故の数年後に甲状腺がんの発病率が増大し、世界中に大きな不安を引き起こした（**図 1.1.13**）。このがんの発病率は1997年まではゴメリ州で10万人に9.2人であったが、事故前の5.13倍に増加した [6]。ベラルーシ共和国全体では1998年の甲状腺がん患者数が1990年の2～2.5倍になった。子どもと未成年者（19歳以下）の発病率は10万人当り1986年の0.1人から1998年の2.5人まで、すなわち25倍になった。18歳以上の10万人当りの甲状腺がん発病率は1986年の2.0人から1998年の8.4人に増大した。ベラルーシ共和国では1986年から1999年までに甲状腺がんを6,030人が患い、そのうち1,083人が子どもと未成年者だった [11]。
　1986～2004年に甲状腺がんが2,500人の子どもに現われた。甲状腺がんの患者数が最大だったのはゴメリ州である。発病率のピークは1991年だった（共和国全体の甲状腺がんの54％）。ブレスト州の甲状腺がんはこれより少なく（23％）、ピンスク郡、ストーリン郡、ルニネッツ郡の住民だけだった [15]。これらの郡では放射性セシウムが1963年から牛乳に入っていたことに注目すべきである [9]。子どもの甲状腺がん患者の大部分はチェルノブイリ事故のときの年齢が3歳以下だった [15]。甲状腺がんの発生は甲状腺に集まる短寿命のヨウ素131の影響とされた。しかし、甲状腺がんを発生させるセシウム137の役割に注目していない。このがんの発生頻度と居住地のセシウム137汚染度との関係が明らかにされている [15]。甲状腺がんの頻度は1986年のチェルノブイリ事故の前、とくに70年代の半ばに局所的に急上昇していたのである [5]。

■子どもの健康

　チェルノブイリ事故後のベラルーシの子どもの健康状態は次第に悪化している。発病率は実際、すべての病気で増大した。1988年から1996年までにベ

図 1.1.12 ベラルーシ共和国住民の悪性腫瘍発病率（10万人当り）[27]

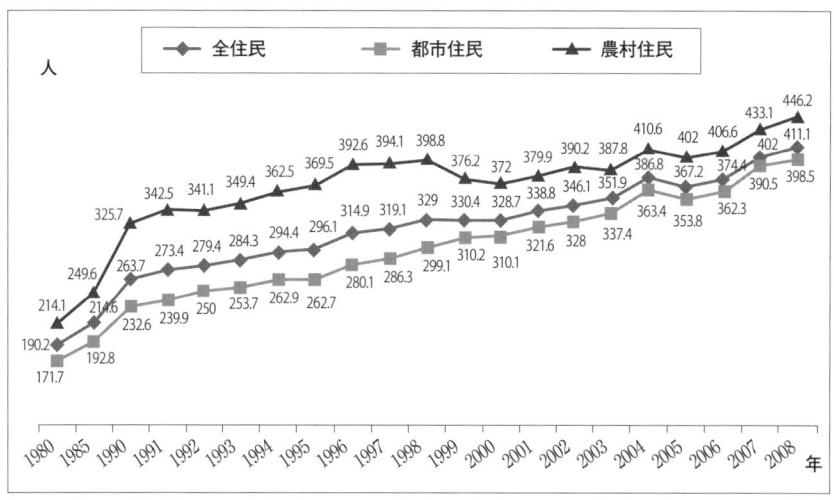

図 1.1.13 ベラルーシの住民の甲状腺がん発病率の変化 [25]

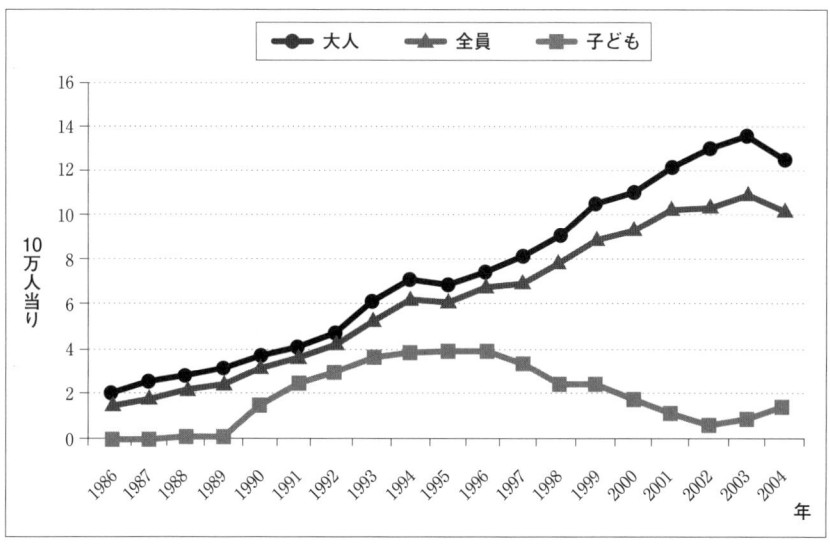

1.1 チェルノブイリ原発事故前後のベラルーシ共和国の放射線エコロジーの状態、人口と人びとの健康の問題　19

ラルーシ共和国では発病率が30.2％増大し、ゴメリ州では101.8％増大した [21]。とくに内分泌系（**図 1.1.14**）、消化器、神経系の病気や伝染病、寄生虫病の増大が明らかになった。また、悪性腫瘍の発病率が増大した（**図 1.1.15**）。その主な病気が甲状腺がんである [21]。先天性の異常や奇形の発病率も増大していた（**図 1.1.16**）。チェルノブイリ事故から５年経って被災地では多因子病源の先天性奇形の増大が記録された [10]。この奇形は遺伝的欠陥と外的要因の作用がある場合に発生する。かなり長期間（1987～1998年）の出生率の分析で、生殖障害、多指症、多くの奇形の数の増大を結論できた [16]。

　子どもの年齢では心血管病、とくに心臓の局部貧血症のような大人の病気は記録されていない。しかし、セシウム137で汚染された地域に住んでいる子どもは、脈拍障害の頻度が高いことが公表されている [4]。この"隠れた"病態は大人の心血管系が重篤化する下地である。

　こうして、1970年代からはじまったベラルーシ国民の健康状態の漸進的悪化は生活圏に放射性物質、とくにセシウム137が広がった時期と一致すると断言できる。しかし、この２つの現象の間に因果関係があることをソ連の公的医学は認めなかった。主な食料中のセシウム137やストンチウム90は、人体に入っても生命にとって重要な臓器や系に重大な病理変化を少しも起こさないと結論づけた [12]。

　人体の病理過程を招くセシウム137の役割を認めない状況はチェルノブイリ事故の後も変わらなかった。甲状腺がんの際立った数の症例数だけが、公的な国際医学団体（とくに世界保健機構）に、この病気の発生とチェルノブイリ事故との関係を認めさせたが、ヨウ素131の影響だけが考えられている。しかし、この悪性腫瘍がこれほど早く（チェルノブイリ事故後２～４年で）現われた原因は研究されなかった。国の医学組織は人体に取り込まれたセシウム137と、その後の病理過程発生および発病率との関係に否定的な意見を公表している。

図 1.1.14 ベラルーシ共和国と2つの州の内分泌系の病気の発病率の動向 [27]

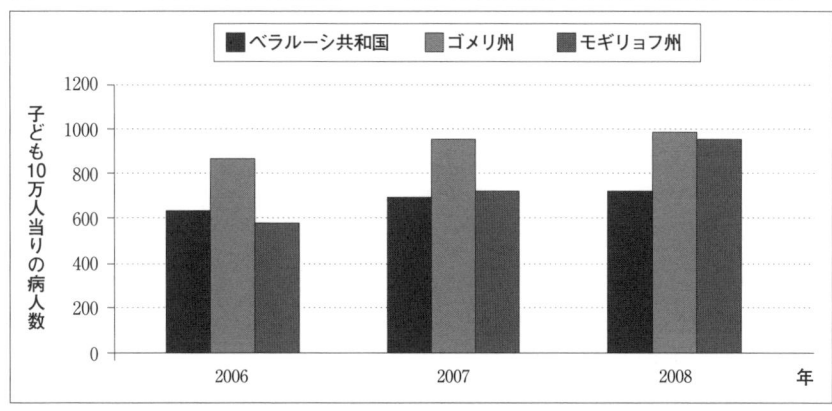

図 1.1.15 ベラルーシ共和国の子どもの初期腫瘍の発病率の動向 [27]

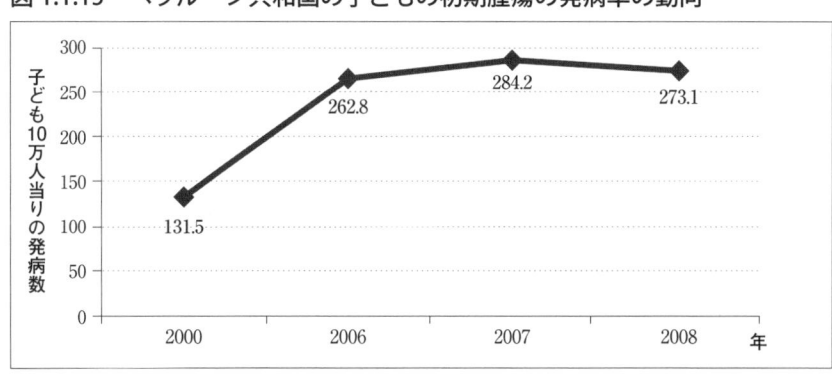

図 1.1.16 ベラルーシの子どもの先天性異常と奇形の初期発病率の動向

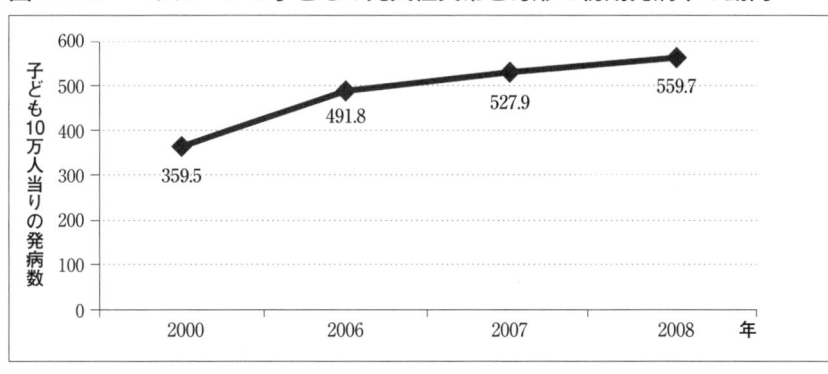

[文献]

1）チェルノブイリ原発事故被災住民の発病率の分析、1993年、ミンスク、（1994）156

2）チェルノブイリ原発事故被災住民の発病率と死亡率の分析、1999年、N.N.ビリシチェビッチ教授編、ミンスク、BELTsMT（2000）58

3）アントノフV.P.チェルノブイリの教訓：放射線、生活、健康、キエフ、知識社、ウクライナ共和国、（1989）112

4）バンダジェフスキーYu.I、バンダジェフスカヤG.S.：チェルノブイリ原発事故の結果環境に放出された放射性元素が心筋に与えた影響、著書：体内に取り込まれた放射能核種の影響の臨床と実験による見解、バンダジェフスキーYu.I、レレビッチV.V.、ストレルコV.V.他：Yu.I.バンダジェフスキー、V.V.レレビッチ編、ゴメリ、（1995）48-73

5）ブロンシュテインM.E.：甲状腺がん、内分泌学の諸問題、（1997）B43巻33-37

6）チェルノブイリ原発事故後のゴメリ州農村の住民の腫瘍発病率の動向、情報資料、放射線防護に関するベラルーシ国家委員会、（1998）

7）ベラルーシ共和国の保健：公的統計集、ミンスク、ベラルーシ共和国医学情報ベラルーシセンター、（2000）386

8）マナクN.A.、レセツカヤV.G.、ラジュクD.G.：血液循環系の病気によるベラルーシ共和国民の発病率の分析、チェルノブイリ原発事故の医学的生物学的見解、（1996）No.1.24

9）マレイA.N.、バルフダロフR.M.、ノビコワN.Ya.：セシウム137の地球全体への降下と人間、モスクワ、アトムイズダート、（1974）168

10）カザコフV.S.：チェルノブイリ事故後のベラルーシにおける放射線エコロジー状勢、医学的生物学的結果と住民の放射線防護の企画の科学的根拠、共和国会議報告集、1991年3月12-14日

11）レベコV.Ya.：チェルノブイリ後の甲状腺がんの問題、チェルノブイリ事故の結果のベラルーシ共和国における克服の諸問題、1999年4月21日ベラルーシ共和国国家集会共和国会議と代表者会議聴取報告、ベラルーシ共和国非常事態省、チェルノブイリ原発事故の結果の問題に関する委員会、I.V.ロシビッチ教授編、バラノビッチ：大規模印刷所、（1999）66-69

12）ベラルーシの住民の主な食料品のストロンチウム90とセシウム137の含有量、ルシャエフA.P.、テルノフV.I.、グルスカヤN.V.他、集録、労働衛生と住民の健康

維持、ミンスク、(1974) 22-26

13) テルノフ V.I.、グルスカヤ N.V.：1963 ～ 1970 年におけるミンスク市領域への放射性物質の降下、集録、労働衛生と住民の健康維持、ミンスク、(1974) 20-22

14) チェルノブイリ惨事：原因と結果（専門家の結論）、4 部の内の 3 部、ベラルーシ共和国に対するチェルノブイリ原発惨事の結果、V.B. ネステレンコ編、居住手段の回復と安全な生活の国際会議"SENMURV"合同専門家委員会（ミンスク・モスクワ・キエフ）"スカルイナ"(1992) 207

15) 子どもの甲状腺：チェルノブイリの結果、L.N. アスタホワ教授編、ミンスク、(1996) 216

16) ナウムチク I.V.、ルミャンツェバ N.V.、ラジュク G.I.：ベラルーシにおける先天性奇形の頻度の動向、ベラルーシの医学の業績、6 号、(2001)

17) ピリシチェビッチ N.N.、ロマチ L.N.、ガリブルト G.N.：1990 年におけるベラルーシ住民の健康の基本指数、ベラルーシの医学の業績、6 号、(2001)

18) 、ピリシチェビッチ N.N.、ロガチェワ T.A.、トロフィモフ N.M. 他：ベラルーシにおける住民の健康状態と医療支援、ベラルーシの医学の業績、4 号、(1999)

19) マナク N.A.、ルセツカヤ V.G.：10 年間（1989 年から 1998 年まで）の血液循環系の病気によるベラルーシ共和国民の死亡率のレベルと組織の動向、ベラルーシの医学の業績、5 号、(2000)

20) マナク N.A.、ルセツカヤ V.G.：ベラルーシ共和国で 10 年間の血液循環系の病気の発病率指数の動向、ベラルーシの医学の業績、6 号、(2001)

21) ロマチ L.N.、ガリブルト G.N.、クリンキナ V.V.、モナストイルスカヤ P.L.、ベラルーシの各地域における子どもたちの発病率と死亡率の分析、ベラルーシの医学の業績、3 号、(1998)

22) 2004 年度ベラルーシ共和国保健省公的統計集

23) 2005 年度ベラルーシ共和国保健省公的統計集

24) Atlas of caesium deposition on Europe after the Chernobyl accident/ Luxembourg, office for official publications of the European Communities, (1998) 71

25) ベラルーシ共和国における保健、公的統計集、ミンスク、(2006) 275

26) 2004 ～ 2005 年のベラルーシ共和国における死亡率、公的統計集、ミンスク、(2005) 作成者：ベラルーシ共和国保健省、医学統計方法論および分析局、ミンスク、GURNMB、(2006) 181

27) ベラルーシ共和国における住民の健康状態と医療支援組織、ベラルーシ共和国保健省統計、2009 年 12 月 1 日、http：//stat.med/by
28) ベラルーシ共和国における住民の健康状態と医療支援組織、ベラルーシ共和国保健省統計、2010 年 12 月 1 日、http：//stat.med/by
29) チェルノブイリ事故後 20 年：ベラルーシ共和国における結果とその克服、国家報告、V.E. シェフチュク、V.L. グラチェフスキー編、ミンスク：ベラルーシ共和国内閣チェルノブイリ原発惨事の結果の問題委員会、(2006) 112

1.2　ウクライナのチェルノブイリ原発事故被災郡の医学と人口の状態

1.2.1　ウクライナの汚染地域の放射線の状況と被曝線量

　専門家の評価によると、チェルノブイリ原子力発電所の事故の結果、原子炉から大気中に放出された放射性物質は約 13 エクサベクレル（300 メガキュリー以上）になり、そのうち生物学的に重要なストロンチウム 90 が 0.8×10^{16} ベクレル、ヨウ素 131 が 2.7×10^{17} ベクレル、セシウム 137 が 3.7×10^{16} ベクレルである [1.2]。

　放射性物質による被曝量は事故後の最初の年に、主として放射性のジルコニウム、ニオビウム、ルテニウム、ロジウム、セリウムによる外部被曝とヨウ素、セシウム、ストロンチウム、プルトニウムによる内部被曝で作られた。時の経過につれて、原子炉から放出された放射性核種の大部分は自然崩壊してしまい、外部被曝でも内部被曝でも、追加の被曝量に決定的な役をしたのはセシウム 137 である。ストロンチウム 90 は大部分が 30km の範囲内に降下したので、人びとの被曝への関与が少ない [2]。ウクライナの居住地の最近の人口調査の結果によると [3]、ストロンチウム 90 が重大な放射線値を示しているのは避難域、すなわちキエフ州の北部とチェルニゴフ州の西部だけである。それで人びとが被曝した村はキエフ州のグービン、ストラホレシエ、ゴルノスタイポーリ、メドビン、デイチャトキ、ゾーリン、ラプーチキ村と、チェルニゴフ州のムネフ、ドネプロフスコエ、ワシリエバ・グータ、ツウジャル、ミハイロ・コチュビンスコエ、ロシャコワ・グータ村である。

24

特定の条件、例えば遮蔽体作業、埃をいちじるしく出す作業、あるいは森林火災のとき、チェルノブイリ原発 30km 圏では超ウラン元素の影響が大きくなった。

チェルノブイリ原発事故の結果を判定する基準として、放射性核種による土壌汚染度が導入された。すでに 1986 年 6 月にソ連保健省はセシウム 137、ストロンチウム 90、プルトニウム 239 による土壌汚染のレベルを以下のように定めている。

住民の放射線防護のため、厳しい基準を導入する必要がある土壌汚染度はセシウム 137 は 15Ci/km²、ストロンチウム 90 は 3.0Ci/km²、プルトニウム 239 は 0.1Ci/km² 以上である。

農作業、日常生活、労働、食事の制限を必要とする土壌汚染度はセシウム 137 が 80Ci/km² 以上である。

住民の退避（移住）の判定基準はセシウム 137 なら 40Ci/km² 以上、ストロンチウム 90 は 3.0Ci/km² 以上である。

農作業中止の判定基準はセシウム 137 が 80Ci/km² 以上である。

事故のとき有効だった基準文書によると [4]、チェルノブイリ原発事故の際、ヨウ素同位体による子どもの甲状腺被曝は 30cGy を超えてはならず、全身や任意の他の臓器（甲状腺を除く）の外部被曝は 100mSv を超えてはならない、とされていた。この基準値に配慮し、また、1978 年放射線基準 NRB-16 にしたがって [5]、飲料水や牛乳の放射性物質許容量の暫定基準、食料から人体に一日に入る放射性物質、その他の衛生諸法規が公認された。この文書を基にして放射能汚染度の評定、住民の放射線防護処置の作成、農産物の加工と利用、食事、生活状態、労働と休養に関するすべての決議が採択された。

セシウム 137 による土壌の汚染度が 15Ci/km² を超えた地域は、放射線厳重管理域とされ、生活と労働の条件の制約が導入された。その主なものは、この地域で生産された自家栽培の食料の利用禁止、《きれいな》輸入品による食事への移行、幼稚園と学校の生徒の無料完全給食への転換であった。1987 年にウクライナでは放射線厳重管理域にキエフ州のポレスコエ郡とイワンコフ郡、ジトーミル州のルギヌイ郡とナロジッチ郡、チェルニゴフ州のコゼレツ郡、レプキ郡、チェルニゴフ郡が入った。1982 年には最後の 3 つの郡がこのリストから除かれ、ジトーミル州のオブルチ郡が加わった。ウクライナ、ベラルーシ、ロシア全体で 1988 年には放射線厳重管理域に 686 の居住地があっ

た。そこの放射線防護は多くの制限措置で達成されたが、区域住民の日常生活と労働経済活動は乱された。

1990年公布の後にウクライナでは放射能汚染と住民の被曝量評定の国家基準を独自に取り入れた。これは前のものと根本的に違っていた。

事故の放射線エコロジーの結果を求め、判定基準を明らかにするのに重要だったのがウクライナの法令"チェルノブイリ事故の結果の放射能汚染被害域の法規について"である [6]。この法律は放射能汚染地の区分の問題、その利用と保全の状態、住民の生存と仕事の条件、経済的科学研究的その他の活動を規制している。そしてこれは人間の健康やエコロジーシステムへの放射線の影響を下げるため、この地域の利用と保全の状態を定めている。

この法令の第1条は、チェルノブイリ事故の結果の放射能汚染被害地域を定義している。ウクライナでは事故前のレベルを超える放射能環境汚染が発生した領域で、具体的な領域の自然気候と総合的エコロジー特性が年に1mSv以上の住民被曝をもたらすなら、住民の放射線防護の処置、住民の追加被曝を抑制する特別な手段、および正常な経済活動の保証が要求される。

法令の第2条は放射能汚染ゾーンの定義、そのリスト、ウクライナの被災域の基準を示している（**表1.2.1**）。チェルノブイリ原発事故の結果、ウクライナでは、放射能汚染の新しい国家基準に合わせて、2293の居住地が指定された。これは国の12州の74郡の中にある。

2010年の初頭でもウクライナの放射能汚染の規模はかなり大きい（**表1.2.2**）。54,650km²の放射能汚染面積のうち、放射能の危険で居住や経済活動に不適な地域は4,220km²（全面積の7.7％）で、これは避難区域および一部は強制移住区域である。放射能汚染の規模とレベルが高い地域がキエフ州とジトーミル州にあることが注目される。しかし、セシウム137があっても生物利用性が高い土地なら、生活活動できる限界を汚染レベルが比較的高い（約40Ci/km²）土地にしてある。林の大部分、とくにウクライナのポレスコエの林はこのような地域に属する。

2001～2004年の居住地人口調査のデータは、実施した対策、土壌の自然浄化、放射性同位体の移動の結果、放射能汚染地域の状態がいちじるしく改善されたことを証明している [3]。被曝量の低下、放射能汚染レベルの低下が起こり、被曝量が1年に0.5mSv以下になって、汚染ゾーンの範囲から抜け出し、年間0～5および1～5mSvの居住地が多くなっている（**表1.2.3**）。

表 1.2.1　チェルノブイリ事故の結果放射能物質で汚染された地域の国法区分

ゾーンの名称	定義と基準
避難ゾーン	1886年に住民を避難させた区域
無条件（強制）移住ゾーン	長寿命放射性核種でひどく汚染された区域。土壌の汚染度が事故前のレベルよりセシウムが 15.0Ci/km²以上、またはストロンチウムが 3.0Ci/km²以上、またはプルトニウムが 0.1Ci/km²以上。ここでは計算実効等価人体被曝量が、植物への放射能核種移転係数その他を考慮して、事故前の線量より1年に5 mSv 以上になる。
保障任意移住ゾーン	土壌の汚染度が事故前のレベルよりセシウムで 5.0〜15.0 Ci/km²、またはストロンチウムで 0.15〜3.0 Ci/km²、またはプルトニウムで 0.01〜0.1Ci/km²。ここでは計算実効等価人体被曝量が、植物への放射能移転係数その他を考慮して、事故前の線量より1年に1 mSv 以上になる。
放射線エコロジー管理強化ゾーン	土壌の汚染度が事故前のレベルを超え、セシウムで 1.0〜5.0Ci/km²、またはストロンチウムで 0.02〜0.15Ci/km²、またはプルトニウムで 0.005〜0.1Ci/km²。ここでは植物への放射能移転係数その他を考慮して、計算実効等価人体被曝量が事故前の線量より1年に 0.5 mSv 以上になる。

表 1.2.2　放射能汚染ゾーンの特性、2010年1月1日現在

放射能汚染ゾーン	面積km²	居住地数
避難ゾーン	2000	76
無条件（強制）移住ゾーン	2200	86
保障任意移住ゾーン	23300	841
放射線エコロジー管理強化ゾーン	27150	1290

　アメリシウム 241 の活性はプルトニウム 241 の崩壊によって次第に増している。

　改善されてはいるが、放射能汚染地の放射線エコロジーの将来に、研究者は不安を抱いている。B.S. プリステルのデータ [7] によると、今後の自然リハビリプロセスは少なくも 15〜20 年かかり、若干の地域では環境改善を保証できず、放射線対策を採る必要がある。V.A. カシュパロフらの総括 [8] に

表 1.2.3　2001 年と 2004 年の全人口調査による被曝量の居住地分布

郡	居住地の総数	2001年 被曝量年間 mSv ≤0.5	0.5〜0.99	1〜4.99	>5	2004年 被曝量年間 mSv ≤0.5	0.5〜0.99	1〜4.99	>5
		居住地数				居住地数			
ビニツア	89	89	-	-	-	89	-	-	-
ポルイク	166	-	3	163	-	1	93	72	-
ジトーミル	700	472	135	93	-	511	129	60	-
イワノ・フランコフスク	5	5	-	-	-	5	-	-	-
キエフ	469	441	23	5	-	449	17	3	-
ロブン	339	99	109	126	5	132	142	65	-
スムイ	11	10	1	-	-	9	1	1	-
テルノポリ	10	10	-	-	-	10	-	-	-
フメリニッキー	9	9	-	-	-	9	-	-	-
チェルカスイ	103	101	2	-	-	101	2	-	-
チェルノフツイ	14	14	-	-	-	14	-	-	-
チェルニゴフ	248	205	41	2	-	221	26	1	-
計	2163	1455	314	389	5	1511	410	202	-

よると、20 の村で牛乳と肉のセシウム 137 の量が常に DR-97 基準 [9] の 5〜15 倍であり、約 400 の村では自家互助経済で牛乳の多く（> 30％）が許容レベルを超えて放射能汚染されている。実効年間被曝量が 1 mSv 以上の居住地の数が近年次第に低下しているのは、対策を実施したからではなく、土地の利用法が変わった結果である。過去のコルホーズで生産性の高い農地を住民が利用しているからである。新しい農企業を創始するとき住民はこの農場を利用できず、《きれいな》農産物を得るのにあまり適していない土地の利用を余儀なくされている。

　専門家の評価によると、1986 年に住民が得た外部被曝量の平均は放射能汚染地によるが 1.4〜15mSv であった。事故後の 20 年間に放射能汚染地の住民の外部被曝は平均して 3.8〜40.0mSv であった。しかし、事故後 70 年間には被曝レベルが 5.2〜55mSv になる。汚染レベルの高い地域（> 15Ci/km²）の住民が受ける線量は、土壌のセシウム 137 が低い（1 Ci/km²以下の）地域の住民が受ける平均線量の 50 倍以上になる [10,11]。20 年間の内部被曝量が 5

表1.2.4　下記の郡の住民の平均実効外部内部被曝量：1986年の調査

州　郡	土壌中の セシウム kBq/m²	居住地数	人口	平均被曝量 mSv 外部	内部 ¹³¹I	¹³⁷Cs
ジトーミル州						
ルギヌイ郡	179	47	21360	4.8	1.2	1.8
ナロジッチ郡	395	79	20680	12.0	3.5	5.1
オブルチ郡	147	152	67380	3.8	1.6	2.4
キエフ州						
イワンコフ郡	66	72	20904	1.9	0.60	0.89
ポレスコエ郡	279	40	9490	10.0	3.1	4.5

出典：[2, p.41～42]

表1.2.5　チェルノブイリ事故後の各時期に各地に居た住民の平均全被曝量と集団被曝量

地域	平均全被曝量（内部と外部）mSv 1986	1987～2005	1986～2005	全被曝量　人×Sv 1986	1987～2005	1986～2005
ジトーミル州	2.1	3.9	5.9	3213	5977	9189
ルギヌイ郡	6.6	16.7	23.3	141.18	357.5	498.7
ナロジッチ郡	17.0	28.8	45.8	355.47	591.5	946.9
オブルチ郡	6.2	16.2	22.4	416.61	1094.2	1510.8
キエフ州	2.1	2.8	4.9	3911	5253	9164
イワンコフ郡	2.8	4.77	7.6	59.13	98.8	157.9
ポレスコエ郡	15.0	22.3	37.3	139.09	214.7	353.8

出典：[2, p.45～48]

mSvを超えないのはジトーミル州の住人の70％以下である。

　平均外部被曝量と内部被曝量が大きかったのは、ジトーミル州のナロジッチ郡（12mSv）とキエフ州のポレスコエ郡（10mSv）の住民である。この村の土壌のセシウム137のレベルがかなり高いからである（**表1.2.4**）。

　20年間に20mSvを超える高い平均全被曝量（外部と内部）（**表1.2.5**）がジトーミル州のルギヌイ郡とオブルチ郡の住民で判明した。この郡ではセシウム137汚染度が150～180kBq/m²であり、外部被曝が高かった。その他混合形の土壌なのでセシウム137の植物への移行係数が高くなり内部被曝量が高くなった。

表 1.2.6　1986 年のウクライナの放射能汚染地の住民の甲状腺の平均実効等価被曝線量（cGy）

地域	0〜7歳 (1979〜1986年生れ)	8〜15歳 (1970〜1978年生れ)	16歳以上 (1970年以前の生れ)
ルギヌイ市	−	24.1	9.5
ルギヌイ郡	36.2	24.1	12.6
ナロジッチ市	197.4	107.6	44.0
ナロジッチ郡	224.0	94.5	52.6
オブルチ市	36.6	14.1	11.3
オブルチ郡	56.0	22.6	18.9
イワンコフ市	69.5	7.4	15.7
イワンコフ郡	76.7	24.3	23.8
ポレスコエ市	194.4	42.4	37.5
ポレスコエ郡	195.2	53.6	44.1
レブキ市	17.8	9.8	6.7
レブキ郡	33.2	2.1	8.4
チェルニゴフ市	20.1	8.1	4.6
チェルニゴフ郡	39.5	28.6	15.5

　チェルノブイリ原発事故で放射性ヨウ素131が放出された結果、ヨウ素131で実際上ウクライナ全土が汚染され、事故当時の住民、とくに子どもと未成年者の甲状腺内部被曝の源になった（放射能で汚染された食料と吸気による）。ヨウ素131の降下量は極めて不均一であったが、郡平均のその値は0.01MBq/m²（イワノ・フランコフスク郡）から2.02MBq/m²（キエフ郡）まで変動した [12,13]。ウクライナの全居住地の住民の甲状腺被曝量の評定 [14-16] によると、それがもっとも高かったのはナロジッチ郡（224cGy）とポレスコエ郡（195.2cGy）である。そのレベルは子どもでは29.1〜224.0cGy、大人は4.6〜52.6cGyになった（**表 1.2.6**）。平均個人被曝量の一部は危険レベルを超え、0〜7歳の子どもはほぼ6倍、14歳以下の子どもは4倍以上、大人は3倍になった。住民の被曝量が多いので放射能汚染郡の集団被曝量もいちじるしくなった。現在ウクライナの放射能汚染地には約200万人が住んでおり、そのうち約40万人が14歳以下の子どもである。この子たちは被災者全体のうちでも多数の部に属する。これは全国民の8.3%になり、そのうち5.0%は都市の住民で、15.4%は村の住民である。彼らはみな事故の後に長期の（主に低

表 1.2.7　放射能汚染地に住み年間 0.5 mSv 以上をチェルノブイリで
　　　　　追加被曝しているウクライナ住民の分布、2009 年の状況

年間平均線量 mSv	住民の人数	18 歳以下の人数
≧ 5	986	319
1 ～＜ 5	135621	32758
0.5 ～＜ 1	179874	54909
計	317467	87986

線量の）被曝をした。

　2009 年の状況では約 317,467 人のうち 18 歳以下の子は 87,986 人で、年間 0.5mSv を超える線量の被曝を続けている [17]。そのうち 986 人は年間 5 mSv 以上、135,621 人は年間 1 mSv 被曝している可能性がある（**表 1.2.7**）。

1.2.2　ウクライナの被災地の医学と人口の状態

　チェルノブイリ事故が引き起こした最悪のエコロジー事態は、事故の結果を全面的に研究する動機となった。放射能汚染地の医学と人口学は、事故の被害者たちも含めて、事故の結果を最小化しようとする全国計画の一部である。ウクライナ医学アカデミー放射線医学研究センター医学人口学研究室は、この方向の先導的研究組織の 1 つである。ここで、チェルノブイリ事故の医学的人口学的結果のモニタリングのデータベース自動管理システム「ACS DB DEMOSMONITOR」が創られた［18 ～ 20］。これで 1979 年から放射能汚染地の多数のデータを分析できる。モニタリングの情報の基本はウクライナ国家統計委員会、郡統計管理室、ウクライナ保健省医学統計センター、ウクライナ医学アカデミー医学研究センターの専門家が作った公的統計データである。

　医学的人口学的状態の分析は、ウクライナ住民の出生率の急減と死亡率の増大を示した。全体として、放射能汚染地では住民数がいちじるしく減少した。チェルノブイリ事故後に放射能汚染郡の住民は 741,900 人すなわち 16.1 ％減少した（**表 1.2.8**）。大幅な住民数減少（18 ％）が村々でみられた。ウクライナの住民はこの期間に 9 ％減少した（1986 年初頭の 51,025,000 人から 2008 年 1 月の 46,373,000 人まで）。このようにチェルノブイリ事故後の国全体の住民数の低下速度は放射能汚染郡の約半分だった。

　放射能汚染地の住民数が減った主因は死亡率が出生率を超えたことである。

表 1.2.8　1986～2007 年のウクライナの放射能汚染郡の住民数の変化とその成分

年	期間の終りの住民数×1000	平均年間低減速度 %	全増加人数×1000	自然増減	移住
1986～1990	4448.9	－0.6	－140.0	45.0	－185.0
1991～1995	4341.5	－0.5	－107.4	－121.6	13.6
1996～2000	4133.0	－1.0	－208.5	－171.3	－37.2
2001	4090.3	－1.1	－42.7	－39.4	－3.3
2002	4050.6	－1.0	－39.7	－37.6	－2.1
2003	4008.3	－1.0	－44.6	－36.2	－8.4
2004	3964.5	－1.1	－43.8	－35.4	－8.4
2005	3918.6	－1.1	－45.9	－38.1	－7.8
2006	3881.9	－0.9	－36.7	－31.8	－4.9
2007	3849.3	－0.8	－32.6	－30.4	－2.2

出典：ウクライナ国家統計委員会のデータから著者が計算

　ウクライナの人口減は 1991 年の後に起こり、放射能汚染地では 1990 年代の後半に起こった。チェルノブイリ事故後に放射能汚染地の村の住民は 487,300 人減少したが、自然減少の結果が 425,000 人で、移住が 62,300 人である。

　放射能汚染地の住民数の変化は地方行政の変更に影響された。放射能汚染地の住民の動向にかなり重要な役をしたのが移住である。汚染地の住民の移住は組織的にも非組織的にも行なわれた。

　組織的移住の最初はチェルノブイリ原発事故後の最初の日々であった。このときから 2 カ月の内に住民の 91,200 人がとくに放射能汚染地から（2 都市と 69 の村から）退去した。放射能汚染地からの組織的退去の第 2 波は 1990 年の政府決定で開始された。非常事態の問題について、また、チェルノブイリ事故の結果から住民を護る仕事について、ウクライナ政府の公的データによると、居住が安全でない場所から住民を移住させる政府決定の施行で、1986～1995 年に 112 の居住地から強制的または自主的に約 163,000 人が移住していった。もっとも多く移動したのは 1990 年の前半期に強制移住域からで、このときキエフ州の汚染郡からの移住が積極的に行なわれた。続く 5 年間（1996～2000 年）には移住がかなり低下し、2000 年の後には個人的な場合になった。

　放射能汚染郡の住民の機械的行動を調査データを取り出して分析すると、

移住の特徴が明らかになる。移住者の大部分（全数の90％まで）がウクライナに住み続けていた。なお注目されるのは、放射能汚染郡の住民の移転と同時に、この地域にウクライナの他の郡や近い外国から移住者が来たことである。

　チェルノブイリ事故後の住民の機械的行動は、放射能汚染域からのおびただしい移動によってキエフ州やジトーミル州の住民数を押し下げる要因になった。例えば強制移住域の住民数減少への移住の寄与が70％だった。任意移住域は22.4％、放射線エコロジー管理域では6.9％であった。居住が禁止されている区域に現在150人の自己意志居住者が住んでいる [21]。

　村の人口減はとくに放射能汚染郡で農村の衰微の主因である。チェルノブイリ事故は、1つの都市と100の村の無人化、70の村の帰還不能、4都市の移住、約100の放射能汚染郡の農村居住地の加速的人口減をもたらし、その結果、キエフ州やジトーミル州の住民数がいちじるしく減少した。

　成年男子の移住の増加、生殖環境の好ましくない変化は、汚染地の住民の年齢構成を変化させた [22]。住民の移住や自主的退去に関連して郡の住民で生殖年齢の女性の割合が減少した。2000年にその数は事故前の3分の1になった。20～29歳の女性の数はほぼ半分になり、出産数は3分の2になった。

　放射能汚染地の年齢ピラミッドの形が明らかに変化し、ウクライナ全体と同様に、住民の老化による高年齢者の割合が増大し、若年齢者の比重が減少し、住民の平均年齢が増大している。とくに高い老齢化レベルが放射能汚染地の農村でみられる。2007年に放射能汚染郡の村では住民の平均年齢が44.6歳になり（男性は40.5歳、女性は48.0歳）都市の住民は38.6歳（それぞれ36.2歳と40.6歳）になった。現在の予測では [23] 放射能汚染地は将来も住民の老齢化レベルの上昇が予期される。住民中の子どもの割合は17.4％（2007年）から11.5％まで低下し、年金受給年齢の人は2015年に27～28％になる。放射能汚染地の人口状態の分析結果は、出生率の分野でマイナスの傾向が深まることを証明している。チェルノブイリ後の放射能汚染郡における出生率の変化は一般に次のようである。

　事故後最初の年にチェルノブイリ事件で住民が直接、衝撃的に反応した結果、出生率が急激に低下した（とくに都市の住民で）（**図 1.2.1**）。

　1990～1991年に社会的経済的生活の崩壊が進み、90年代のウクライナの出生率は全体的に低下した。

この際、放射能汚染郡の出生率低下の程度は国全体より若干低くなった。1986～2001年のウクライナの出生率は50.3％に下がり、放射能汚染地では46％に下がった。その80％は生殖年齢（20～34歳）の女性の出産活動の減退による [24]。

　粗出生率が1986年の2.2人から2001年の1.2人に下がったことも、汚染地の出産活動の崩壊的低下を示している（都市住民では1.8人から1.1人に、村では2.3人から1.4人になった）。1991～2002年に子どもの大部分(81～84％)は30歳以下の女性から生まれた。すなわち放射能汚染地の多くの女性の出産活動は国全体と同様に比較的早く終わっている。

　放射能汚染地の住民の調査 [25] によって、出産を遅らせる決定に影響した原因と、家族の子ども数の増大を助ける基本条件が明らかになった。放射能汚染地の住民が子どもを産まない主な原因は、収入が低い（57.8％）、生活状態が全体的に悪い（40.7％）、生活状態が放射能汚染のため悪い（38.7％）である。放射線の要因は生殖志向に一定の重みを持ち、潜在意識的な影響より大きいが、将来の幼児の生活に対する明らかな一時的脅威ではない。出産を拒否する要因として、放射能汚染地の回答者の29.1％が、子孫に起こり得る放射線の有害な影響を挙げ、ランクリストの7位を占めた。放射能汚染地の住民の生殖挙動に影響するマイナスの原因の4位と5位を、社会の一般的不安定に関係する要因が占めた。

　一面では出生率を下げる原因であり、他面では放射能汚染地の住民に起こる効果全体に影響する要因として、生殖損失（望ましい妊娠100に対する自然流産、医者の指示による人工流産、死産、生後0～6日で死亡の数）のレベルが詳しく研究された。事故以前や放射能がない区域と比較して、1986～1994年の放射線厳重管理域における生殖損失のレベルの上昇が明らかになった。放射線厳重管理域の各郡で生殖損失の数を分析したところ、事故後の5年間にルギンスク郡とポレスコエ郡でいちじるしく多い生殖損失が起こり、それぞれ5.3倍と8.1倍になっていた。1991年からは生殖損失が増大する傾向がジトーミル州のナロジッチ郡を除くすべての被調査郡でみられた [21]。

　粗出生率低下への生殖損失の寄与は、1987年には3.5％以下で、1994年には郡によって9.4％から25.0％になった。出生率への生殖損失の影響が大きかったのはナロジッチ郡（25.0％）、ポレスコエ郡（18.6％）、イワンコフ郡（15.5％）である。放射能がない地域では生殖損失が出生率を平均1.1％しか下げて

図1.2.1　1981～1994年のキエフ州イワンコフ郡の出生率の動向
　　　　（1981年を100%とした）

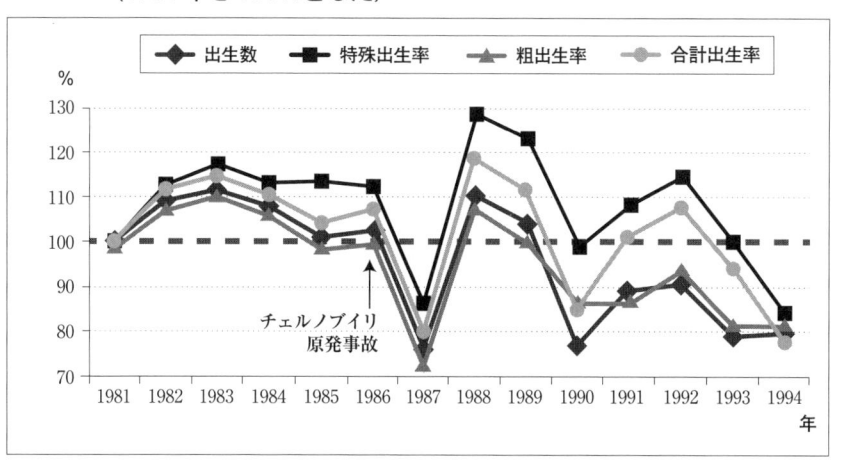

いない。

　1986年から自然流産や新生児早期死亡による調査地域の生殖損失の相対的リスクのレベルも、統計的信頼性（p＜0.05）で高まった。これは住民の全被曝実効線量と相関していた [26]。この際、放射能汚染地の住民の全被曝蓄積線量と生殖損失変化の間に統計的関係はなかった。

　生殖損失のレベルの上昇は妊婦の健康悪化がもとで起こった。1987年から放射能汚染地の妊婦で中毒（1.5～2.3倍）と貧血（10.0～13.8倍）の頻度が増す傾向がみられた。妊娠経過のこのような変化の結果、女性の余病が増大した。自然流産で妊娠が終わる頻度がほぼ2.1倍になった。1986年から妊娠22～27週での自然流産がしばしば記録されるようになり、1989～1990年には自然流産全体の中でのその比重が19%であったが、放射能がない郡では10%であった。

　2000年に原子放射線の影響に関する国連科学委員会UNSCEARは、ウクライナとベラルーシの学者の研究で示された先天性奇形と生殖損失の増加はチェルノブイリ事故の結果の放射線の影響と結びつけるべきでないと結論した。住民に蓄積した線量を考慮すると、このような結論は理に適っており、世界の放射線生物学の基本的な多くの知識と一致している。低線量被曝の生殖への影響について統一した見解がないので、ウクライナでは1999～2003

年にキエフ州の女性で妊娠 12 週までの自然流産の原因の共同研究をはじめた。[27]

　研究の結果、放射能汚染された居住地で一定の全被曝線量を蓄積していた女性は放射能汚染されてない地域に住んでいる女性に比べて、自然流産が発生するリスクが高いことが明らかになった（**表 1.2.9**）。

　リスクはどの観察グループでも高かった。被曝線量が異なるグループで自然流産の発生確率が同様なことは、リスク上昇が放射線のせいでないことを証明した。それで著者らは、この効果を促進した主役は 1986 年の甲状腺被曝とキエフ州の郡のヨウ素不足であって、これが放射線の影響への身体の感受性を強めたと考えている。

　被災地で長期間出生率が低下した後、2000 年からそのレベルが次第に上がりはじめた（**表 1.2.10**）。

　2002 〜 2007 年に粗出生率は 34.1 ％向上した（都市で 34.7 ％、村で 33.5 ％）。分析が示したように、出生率を高めた要因は、1983 〜 1986 年に生まれた者が生殖年齢になり、一時的に生殖要員が充足したことである。

　放射能汚染地は（全国に比べて）いくらか高い出生率を維持し、ウクライナの《隠れた》人口ポテンシャルの顕著な成分になり、放射能汚染地に住んでいる子どもや親の健康維持の問題への学術的実際的関心を引き起こしている。遺憾ながら、とくに誇張せず、放射能汚染地の住民の問題の《大部分》は現在、医学と人口学の分野に集中している。

　住民とくに就労年齢者の死亡率の動向が深刻な人口問題である。チェルノブイリ後の放射能汚染地の死亡率の危機的状勢は 1965 〜 1984 年に作られ、チェルノブイリ事故の結果と体制移行期の社会的経済的危機の影響で深刻化した。1990 年代の前半における放射能汚染地の死亡率増大は、早過ぎる死亡の急増に関連して不安を招いた。標準的な死亡率はこの期間に 23.2 ％増大した（ウクライナでは 21.3 ％）（**表 1.2.11**）。1995 年（放射能汚染地の人びとの死亡状態がもっとも悪かった年）の後に住民の死亡率は減少しはじめた。1996 〜 1998 年に死亡率は 5 ％低下した。しかし、これは死亡率上昇がはじまった 1980 年代末のレベルを超えるには不十分だった。死亡率の確かな低下が、子どもと就労年齢の住民の延べ人数で記録された。しかし、年金年齢の住民の死亡率は 90 年代の間、増大し続けた。放射能汚染地の死亡率の好ましい動向はその後止まなかったが、1990 年代の終りに死亡率の状態の悪化がは

表1.2.9 女性が被曝した全線量と自然流産発生の確率との関係
（キエフ州、1999～2003年）

年	全被曝線量							
	全線量		5 mSv 以下		5～10 mSv		10 mSv 以上	
	相対リスク	信頼範囲	相対リスク	信頼範囲	相対リスク	信頼範囲	相対リスク	信頼範囲
1999	1.3	1.14	1.3	1.09	1.3	1.01	1.76	1.05～2.97
2003	6	1.63	3	1.63	4	1.77		

出典：[2, p.84]

表1.2.10 1986～2007年のウクライナと放射能汚染郡の住民の出生率の基本指数

年	住民1000人当りの出生者数			女性1人当りの出生者数		
	ウクライナ	汚染郡	汚染郡とウクライナの比、%	ウクライナ	汚染郡	汚染郡とウクライナの比、%
1986～1990	14.1	13.4	95.0	2.2	2.1	95.5
1991～1995	10.8	11.1	102.8	1.6	1.7	106.2
1996～2000	8.4	9.0	107.2	1.2	1.4	108.3
2001	7.7	8.2	106.5	1.1	1.3	118.2
2002	8.1	8.7	107.4	1.1	1.3	118.2
2003	8.5	9.2	108.2	1.2	1.4	116.7
2004	9.0	9.8	108.9	1.2	1.4	116.7
2005	9.0	9.6	106.7	1.2	1.4	116.7
2006	9.8	10.5	107.2	1.3	1.5	115.4
2007	10.2	11.0	107.9	1.3	1.5	115.4

出典：ウクライナ国家統計委員会のデータから著者が計算

じまり、これは現在まで続いている（**図1.2.2**）。

　1999～2007年の標準死亡率は放射能汚染郡で9％増大した（ウクライナ全体では5.4％）。

　チェルノブイリ事故の後に放射能汚染地の死亡率レベルが上がったのは、人口の老齢化が進んだ条件で起きていると指摘される。老齢住民の急増がこのレベルを高めているだけでなく、その増加速度を速めている。2007年における放射能汚染地の全死亡率は1986年に比べてほぼ50％増大した。住民の年齢構成の変化による分が約8％で、各年齢の住民の死亡が多い分が42％である。このように、放射能汚染地の死亡率の増大は主として健康状態が悪化

表 1.2.11　1986〜2007年におけるウクライナと放射能汚染郡の
　　　　　 住民の死亡率の主な指数

年	全死亡率、‰ A	B	C	標準死亡率 A	B	C	1歳未満の子どもの死亡率 A	B	C
1986〜1990	11.6	12.4	106.9	10.8	11.2	103.7	13.2	13.6	103.0
1991〜1995	14.1	15.3	108.5	13.1	1.8	105.4	14.4	15.0	104.2
1996〜2000	15.0	16.2	108.0	13.4	14.0	104.5	13.2	13.6	103.0
2001	15.3	16.5	107.8	13.3	13.9	104.5	11.3	11.6	102.7
2002	15.7	16.9	107.6	13.6	14.2	104.4	10.3	11.0	106.8
2003	16.0	17.3	108.1	1.7	14.4	105.1	9.6	8.7	90.6
2004	16.0	17.6	110.0	13.6	14.6	107.4	9.5	9.1	95.8
2005	16.6	18.3	110.2	14.0	15.0	107.2	10.0	8.8	88.0
2006	16.2	17.8	109.9	13.4	14.5	108.2	9.8	10.1	103.0
2007	16.4	18.0	109.8	13.6	14.7	108.1	11.1	11.4	102.7

A：ウクライナ　　B：放射能汚染郡　　C：ウクライナと放射能汚染郡との比、％

出典：ウクライナ国家統計委員会のデータから著者が計算

図 1.2.2　1981〜2008年におけるウクライナの放射能汚染地の住民の粗死亡率
　　　　　（1981〜1985年の粗死亡率を1.0とした）

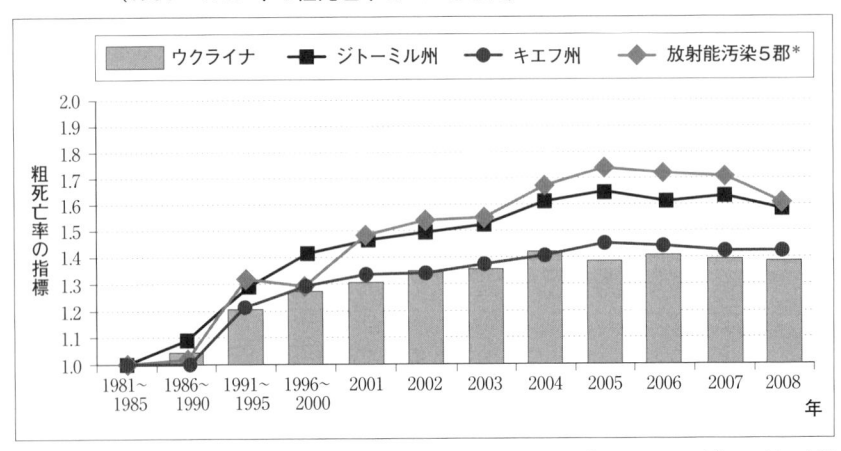

注：放射能汚染郡にはイワンコフ郡、ポレスコエ郡、ルギヌイ郡、ナロジッチ郡、オブルチ郡が入る。

し死亡が進んだせいである。

物理的社会的環境の変化にもっとも敏感なのは1歳未満の子どもである。その死亡率は国家の生命保障システムの効果に左右される。1980年代後半に、放射能汚染地で生まれた新生児の死亡率は減少し、1986～1990年の平均で13.6‰になった（ウクライナでは13.2‰）。1991年に死亡率が跳ね上がり、1995年まで増大した。1996～2004年に1歳未満の子どもの死亡率は低下したが、その後数年は増大した。チェルノブイリ事故後の放射能汚染地の新生児の死亡率はウクライナ全体の1歳未満の子どもの死亡率のレベルを3～6％超えている。

最近15年間に、1歳未満の子どもの死亡のうち、医療で容易に除ける原因（伝染病、呼吸器病、その他避け難くない病気）による死亡がいちじるしく減少した。その結果、新生児死亡の主な原因である先天性奇形や妊娠中の事態による死亡の割合が増大した。その他外的原因による死亡率の比重が増した [28]。

放射能汚染地でもウクライナ全体でも重大な人口問題があり、就労年齢の住民の死亡率の絶えない上昇が関係している。これは1986～2007年でほぼ2倍になった。この年間に就労年齢の住民の死亡者の平均年齢は47.2歳から46.3歳に低下し、就労期間の寿命短縮が平均2.7年から3.7年になり、就労年齢で15年生きない者の比重が18％から27％に変化した。

就労年齢の住民の死亡率の良くない動向は、放射能汚染地の今後の人口や社会経済の発展に極めて重大な結末を得ている。汚染地域の労働能力の大部分がこの年齢に集中し、住民の物質基礎を積極的に作る期間なのである。

放射能汚染地の人口状態の特質として、就労年齢の女性の死亡率の新傾向を学者が指摘している。女性住民の死亡率は最近8年間に男性に比べて、とくに25～34歳で、加速的に増大している。全国的には1996～1998年の短期間だけよかったが、放射能汚染地ではそうならなかった。住民の死亡状態の悪化がチェルノブイリ原発事故のときから現在まで絶えず続いている。放射能汚染地の60歳以上の者の死亡率は1986～2007年に実際上45％増大し、全期間を通じてウクライナ全体に比べて常に高かった。

放射能汚染地の住民の死亡率に主な影響を与えているのは3つの死亡原因、すなわち血液循環系の病気、悪性腫瘍、外的死亡原因である（**表1.2.12**）。

放射能汚染地における死亡原因で重要なのが血液循環系の病気である。こ

れは2007年に全死亡例の67.8％になった。心血管の病理が60歳以上の者の死亡のほぼ80％になった。また、血液循環系の病気は就労年齢での早すぎる死亡のごく普通の原因である。

悪性腫瘍は長年にわたり住民の死亡原因の第2位を占めている（放射能汚染地の全死亡の11.5〜12.0％）。チェルノブイリ原発事故後の最初の年に腫瘍による死亡率がとくに増大し、その後はかなり高いレベルで定常になった。90年代の中ごろからは、放射能汚染地での腫瘍による死亡率の増大速度にある程度の遅滞がみられる。

放射能汚染地の死亡の原因で重要度が第3位なのは外的原因である。これによる死亡率は、新しい社会的経済的エコロジー的生活条件への放射能汚染地住民の適応の指標とみなすことができる。現在、放射能汚染地ではさまざまな不幸が起こっているが、中毒や外傷の結果、毎年平均して8〜9千人が死んでおり、その70％が就労年齢である。近年、外的要因の死亡率の僅かな低下、さらに定常化がみられる。

チェルノブイリ事故の後、ウクライナ住民の死亡率が悪化傾向を示し、寿命に反映するようになった。現在のウクライナ出生者の平均期待寿命は、とくに男性の寿命はヨーロッパで最下位である。1981〜1985年にウクライナでは出生者の平均期待寿命が男性は64.8歳、女性は74.2歳であった。1986〜2008年には平均期待寿命が短くなり、2008年には男性が62.51歳、女性は74.28歳であった。

以前の研究[29]が示すように、1986〜2006年の国の平均期待寿命は、統計的に信頼性があり（$p < 0.05$）、放射能汚染地でもウクライナの汚染されてない地域でも短くなった。しかし、毎年の低下速度は相違があった。この指数の低下の最高速度は放射能汚染地で記録された。そこでは平均期待寿命が各調査年で男性は0.57歳、女性は0.24歳低下した。寿命の低下は主として就労年齢（15〜59歳）の者の死亡率の増大による。この年齢グループの平均期待寿命低下への寄与は85％を超えた。平均期待寿命の低下への男性死亡率の寄与は65％以上だった。

大多数の学者の意見では、放射能汚染地の人口状態は惨事とみなされる。そこでは住民の大規模な自然減少がこの地域の住民の健康状態の悪化と結びついている。放射能汚染地の住民でも被災者の身分をもつ人びとでも、健康状態破壊への主な寄与を、身体的心理的罹病の多様な形がもたらしている。

表 1.2.12　2006 ～ 2007 年のウクライナと放射能汚染郡における
　　　　　主な死亡原因による住民死亡率の変化

死亡原因	住民1000人当りの死亡者数 ウクライナ 2006	2007	放射能汚染地 2006	2007	各原因の比重、% ウクライナ 2006	2007	放射能汚染地 2006	2007
原因全部	162.0	164.0	178.0	180.0	100.0	100.0	100.0	100.0
血液循環系の病気	102.8	103.3	118.0	120.7	63.4	63.0	68.2	67.8
腫瘍	19.3	19.4	20.3	21.0	11.9	11.8	11.5	12.0
呼吸器病	5.3	5.4	4.2	4.4	3.3	3.3	3.0	3.8
消化器病	6.5	7.2	6.8	7.2	4.0	4.4	4.0	4.2
神経系病	1.4	1.6	1.1	1.4	0.9	1.0	1.0	1.1
伝染病と寄生虫病	3.5	3.6	3.1	3.3	2.1	2.2	2.0	2.1
外的原因	13.8	14.0	14.4	14.8	8.5	8.6	8.2	8.5

出典：ウクライナ国家統計委員会のデータ

すなわち、これらが大抵、この地域の住民の労働能力喪失と死亡率の要因になっている。

チェルノブイリ原発事故の被害者は、今では放射能汚染地の住民を超えている（**表 1.2.13**）。

チェルノブイリ事故の被害住民の健康診断の結果から、被害住民の健康と判定される者の割合が、調査期間の間減少しつづけている。この際、健康診断を受けた者のうち、有病者の割合はすでに 1984 年に健康者の割合を超えはじめ、その速度はウクライナ全体の住民に先んじていた。

1989 年から放射能汚染地に住んでいる成年者と未成年者の発病率の上昇と病気の蔓延が記録されるようになった。とくにいちじるしい発病率の上昇が血液と造血器官の病気で現われ、内分泌系と神経系の発病率も上昇している。伝染病の研究の結果が証明するように、放射能汚染地に住んでいる者全員の発病率の増大の主な原因は、事故後早期の放射性ヨウ素による甲状腺の被曝である。

放射能汚染郡の中で成年と未成年の発病率が現在先んじているのはキエフ州のイワンコフ郡とポレスコエ郡である。近年この郡では高い発病率が子どもでも記録されている。

この郡に住んでいる子どもの発病率で 1 位を占めているのは呼吸器の病気

表 1.2.13 ウクライナの健康保護医療施設で健康診断を受けた人数

年	診断人数	グループ1	グループ2	グループ3	グループ4
1987	264,587	83,327	60,990	118,809	1,461
1988	256,849	99,895	58,541	94,520	3,893
1989	320,459	110,411	55,511	148,066	6,471
1990	347,252	129,697	56,512	149,329	11,714
1991	1,536,270	180,144	61,066	1,208,487	86,573
1992	2,593,867	217,573	65,441	2,130,096	180,757
1993	2,700,478	233,507	65,868	2,148,969	252,134
1994	2,729,401	245,587	70,493	2,095,819	317,502
1995	2,744,226	252,548	70,965	2,060,956	359,757
1996	359,757	253,511	68,353	2,123,461	401,130
1997	2,748,046	245,685	65,642	2,003,256	433,463
1998	2,686,745	244,265	60,115	1,925,102	457,263
1999	2,640,133	241,297	58,621	1,857,053	483,162
2000	2,608,354	240,800	56,377	1,808,800	502,377
2001	2,507,474	240,800	54,093	1,690,138	497,187
2002	2,451,261	237,368	53,222	1,620,999	473,359
2003	2,425,865	234,388	52,444	1,579,660	451,787
2004	2,405,890	229,884	49,887	1,554,269	428,045
2005	2,342,207	227,452	48,386	1,499,660	566,709
2006	2,381,328	231,334	49,533	1,518,499	581,962
2007	2,133,151	227,025	48,148	1,464,532	393,446
2008	2,083,129	219,856	47,851	1,430,590	385,402

グループ1：チェルノブイリ原発事故処理作業者またはその管理域の結末処理作業者
グループ2：避難域からの避難者
グループ3：管理域の住民とそこから自主的に出た者
グループ4：被曝した親から生れた子ども

出典：[17, p.18～19]

で、2位は皮膚や皮下組織の病気、3位は外傷と中毒である。子どもの悪性腫瘍、骨格筋や神経系の病気の発病率もかなり高くなっている。最近3年間は消化器や内分泌系の病気で子どもの発病率の安定化と低下が指摘されている。

　もっとも注目され明瞭なのは（電離放射線の健康への影響の見地から）放

図 1.2.3　1980〜2007年のウクライナ、ジトーミル州、キエフ州、
　　　　　放射能汚染郡における甲状腺がん発病率の動向

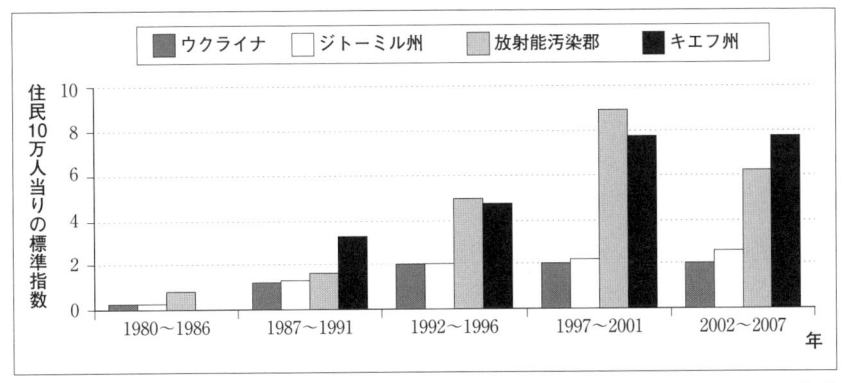

出典：[30]

　射線による病気の発病率の動向である。蓄積された経験が証明するように、チェルノブイリ事故の影響は事故のとき子どもか未成年（0〜18歳）だった者の甲状腺がん発病率の顕著な増大に現われた。この病気の発病率の動向が証拠である。1981〜1985年には前記の者の甲状腺がん発病の症例が年平均12件記録されていた（子ども5症例、未成年者7症例）。1年間に手術を受けたこの年齢の人数の顕著な上昇、すなわち62人（子ども41人、未成年者21人）が判明した1990年からはじまって、甲状腺がんが記録された症例数は毎年増大し、2001〜2007年には平均397症例になった（子ども299、未成年者98）。この数はチェルノブイリ事故前のこの病気の年間発病率の33倍になる。1986〜2007年にウクライナでは甲状腺がんで4,822人が手術を受けたが、その人たちは事故のとき0〜18歳であった。

　放射能汚染地居住者の甲状腺がん発病率の上昇は1987年に起こっていた。事故前（1980〜1986年）の年平均発病率は10万人当り11.2人であったが、事故後はこの病気の頻度が急増した。1991年に2倍、1992〜1996年に4.5倍、1997〜2001年には8.3倍になった（**図1.2.3**）。2002〜2007年に発病率が前期に比べて若干（4.1％）低下したのは、複合的要因、例えばこの病気のリスクが高い者（若い人や子ども）がこの地域から移住したせいである。また、若いとき被曝した者が放射線リスク下の滞在を終えたこともある。

　多かれ少なかれチェルノブイリ事故の結果とされる悪性腫瘍の状態は、腫瘍発生の結果、住民の廃疾化が進んだことを間接的に証明している。近年、

1.2　ウクライナのチェルノブイリ原発事故被災郡の医学と人口の状態　　43

腫瘍による成人住民の高い一次廃疾率が、放射能汚染しているウクライナの郡で記録された。ジトーミル、キエフ、チェルニゴフ、ロブノエ、その他の州がこれに入る。この10年間の初頭までは、チェルノブイリ事故による廃疾者の中で原発事故処理作業者が多数を占めていたが、今では放射能汚染地に住んでいた人が多数のチェルノブイリ事故による廃疾者になっている。

　チェルノブイリ成年一次廃疾者の構成では、現在腫瘍をもつ人が重きを占めている（1位が消化器の腫瘍、2位が呼吸器の腫瘍、3位が甲状腺がん、4位が血液腫瘍症）、血液循環系の病気による廃疾が進み、さらに神経系の発病、内分泌不調、消化器病が起きている。

　ウクライナ医学アカデミー泌尿器研究所によって、膀胱がん、前がん症状の頻度の確実な増大が放射能汚染地の住民で明らかにされた。この人たちはとくに泌尿器系からの放射性核種の排泄と関係している。

　近年の研究でチェルノブイリ事故の間接的結果として慢性肝臓炎、肝硬変の昂進が立証されている。被災者すべてに対する当面の問題は慢性の甲状腺炎、甲状腺障害、その他の腫瘍でない甲状腺の病気である（図1.2.4）。

　この問題が特別に厳しいのがウクライナのポーレシエの住民である。この地域は灰白土壌や砂質土壌で、身体の正常な機能に重要な微量元素（ヨウ素、セレン、コバルト、鉄、その他）を欠く風土だった。

　事故前には微量元素の不足は微量元素の含有量が多い海産物などの輸入（搬入）品で補われていた。家庭経済の破綻によって農村住民の食料から輸入品が姿を消し、地元の生産品を食べざるを得なくなった。その結果、風土病が蔓延した。

　このように、上記の資料は放射能汚染地における医療と人口の問題の悪化と、この地域に未解決の問題が多いことを実証している。健康を維持し、チェルノブイリ災厄による医療と人口問題を解決する課題において、現行の政府決定は放射能汚染地の住民の状態を改善するのに好成績を得ていない。

　放射能汚染地の医療と人口の状態はさらに悪化し、国はチェルノブイリ事故の結果を克服する計画を未だに実施しておらず、事故の結果を解決する戦略がない。近年、国家管理組織の改革に関連して、チェルノブイリ事故の影響を最小にする問題の政府決定の実行が停滞し、放射線防護や被災者の医学的防護施策への投資がいちじるしく縮減された。

　チェルノブイリ事故の結果を克服する新しい効果的な政策を打ち立てなけ

図 1.2.4　チェルノブイリ原発事故の被災者のウクライナにおける慢性甲状腺障害者の分布

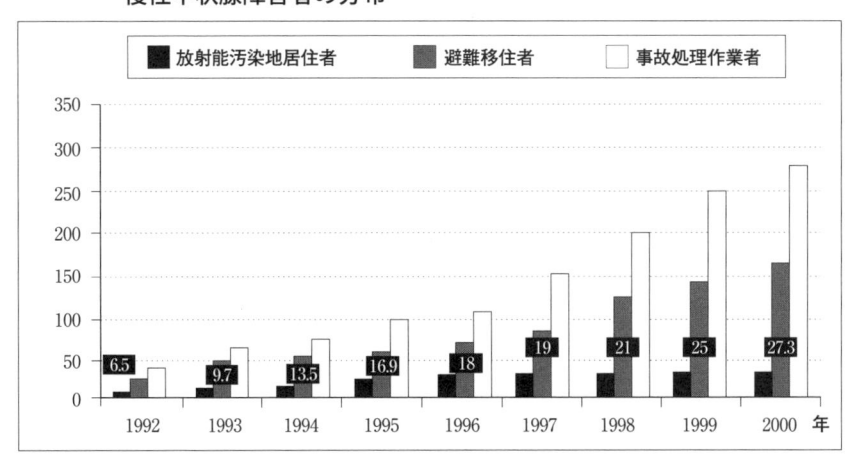

| 凡例 | 放射能汚染地居住者 | 避難移住者 | 事故処理作業者 |

年	放射能汚染地居住者
1992	6.5
1993	9.7
1994	13.5
1995	16.9
1996	18
1997	19
1998	21
1999	25
2000	27.3

ればならない、と私たちは思っている。この政策は住民を社会的に保護する伝統的な施策と共に、健康保全の問題を解決する積極的な方策として、環境、雇用、経済活性の形成、被災域の再開発と発展のためのイノベーションを実施し、新しい経済的可能性と好ましい条件の創出を行なうべきである。この課題の実現に向けて地域の自治機関、公共組織、国際パートナーは積極的に行動しなければならない。

[文献]
1) ワシレンコ O.I.：放射線エコロジー、モスクワ、医学、(2004) 216
2) チェルノブイリ事故 20 年、将来の概観、ウクライナ国家報告、キエフ、アチカ、(2004) 216
3) チェルノブイリ事故後のウクライナの放射能汚染地点の住民の 2001 ～ 2004 年旅券交付制度の一般的線量測定、キエフ、(2005) 57
4) 原子力発電所の設計と稼動の衛生規則 SPAEC-79、モスクワ、エネルゴイズダート、(1981) 37
5) 放射線安全基準 NRB-76、モスクワ、アトムイズダート、(1978) 55
6) チェルノブイリ事故で放射能汚染された地域の法的権限、ウクライナ法、1991 年 2 月 27 日、No.791a- XII、ドゥルジンツィヤ V.、サモイレンカ Yu.、ヤツェンカ V.、ヤボリフスキー V. 編、チェルノブイリ事故の影響を受けたウクライナにおけ

る社会的医学的放射線防護、法律、法令、基準文書、1991～2000年、キエフ、チェルノブイリ国際通信、(2001) 297-308

7) プリステル B.S.：チェルノブイリ原発事故後のウクライナ農業における農業放射線学、農業エコロジー誌、(2005) No.3,13-21

8) カンパロフ V.A.、ラザレフ N.M.、ポリチュク S.V.：現段階のウクライナにおける農業放射線学、農業エコロジー誌、(2005) No.3,13-21

9) 食材と飲み水のセシウム137とストロンチウム90の含有量の許容レベル（DR-97)、キエフ、(1997) 45

10) コブガン L.N.、リフタレフ I.A.：チェルノブイリ事故後15年のウクライナ住民の全外部被曝と内部被曝およびリスクの予測、放射線医学国際誌、(2002) 4巻 No.1～4,79-98

11) リフタレフ I.A.、コブガン L.N.：チェルノブイリ起源の全組織とウクライナ住民の被曝線量、国際放射線医学誌、(1999) 1巻 No.1,29-38

12) I.Likhtarev、N.Talerko、A.Bouville、N,Lukyanov、A.Kuzmenko、I.Shedemenko. Radioactive Contamination of Ukraine caused by Chernobyl Accident using Atmospheric Transport Modeling. Draft report available at http：//dcerg.cancer.gov/radia.html.

13) Talerko. Mesoscale modeling of radioactive contamination formation in Ukraine caused by the Chernobyl accident. J.Environ. Radioactivity 78,311-329 (2005)

14) ジトーミル州の居住地点の甲状腺被曝線量証明書発行、キエフ、(1993) 65

15) キエフ州の居住地点の甲状腺被曝線量証明書発行、キエフ、(1993) 67

16) チェルニゴフ州の居住地点の甲状腺被曝線量証明書発行、キエフ、(1993) 53

17) チェルノブイリ事故の影響を克服する上での情報参考資料、ウクライナ議会報告内閣情報分析資料、キエフ、(2009) 59

18) チェルノブイリ事故の医学的結果の集団レベルにおける伝染病分析のためのデータベースの自動管理システム、N.L. オメリャネツ、A.B. サフチェンコ、N.V. グニコ、N.F. ドウボバヤ他、放射線医学国際誌、(2001) No.1-2,256

19) 生態衛生安全システムにおけるチェルノブイリ事故の結果の医学的人口学的モニタリングのデータベースの自動管理システムの使用可能性、M.I. オムリャネツ、N.V. グニコ、N.F. ドウボバ、S.M. オメリャネツ他、国際学術実技会議資料"衛生と医学エコロジーにおける情報技術"、2002年12月17-18日、キエフ、(2002) 108-

20) オメリャネツ M.L.、グニコ N.V.、ドウボバ N.F.：ウクライナの放射能汚染地の住民の健康状態の医学的人口学的モニタリング、国際会議"放射線の影響：リスク、最小化、予測"資料、キエフ、2005年3月22-24日、キエフ、(2005) 95

21) グニコ N.V.、ドウボバ N.F.、オメリャネツ M.L.：チェルノブイリ事故によるウクライナ住民の移住、歴史的見解、環境のエコロジーと人生の安全、(2004) No.6,19-23

22) ドウボバ N.F.、グニコ N.V.：チェルノブイリ原発事故の影響を受けた地域の人口過程の諸見解、放射線医学の諸問題、7号、キエフ、(2000) 14-19

23) ウクライナにおける人口危機、研究、発端、構成、今後の方向の諸問題、V. スラシェンコ編、キエフ、ウクライナ科学アカデミー経済研究所、(2001) 325

24) ドウボバ N.F.：ウクライナの放射能汚染地域の住民の出生率へのチェルノブイリ事故の結果の衝撃とその改善法、医学修士学位論文、14.02.01.、ウクライナ医学アカデミー O.M. マルゼーワ記念衛生学と医学エコロジー研究所、キエフ、(2002) 1

25) 放射能汚染地の住民の生殖の動向、V.A. プリリプコ、A.A. ペトリチェンコ、Yu.Yu. オゼロワ、I.V.、ボンダレンコ、エコロジー人間学、年報、科学出版資料、第12回国際学術実技会議、チェルノブイリ後の人間のエコロジー、2004年11月25-27日、ミンスク：ベラルーシ委員会"チェルノブイリの子ども達"(2005) 113-117

26) ドウボバヤ N.F.：ウクライナの放射能汚染地における小児死亡のレベルの現在の傾向、エコロジー人間学、年報、科学出版資料、第11回国際学術実技会議"チェルノブイリ後の人間のエコロジー"2003年11月3-5日、ミンスク、ベラルーシ委員会"チェルノブイリの子ども達"(2004) 109-112

27) ゴリナ O.V.、リンチャク O.V.、クリビッチ I.P.、チムチェンコ O.I.：チェルノブイリ原発事故のとき放射能汚染地に住んでいた女性の自然流産のリスクに与える放射線因子の影響とその予防、家庭衛生、学術出版集、ウクライナ科学アカデミー、43巻、キエフ、(2004) 333-336

28) レフチェク N.、ウクライナにおける乳幼児死亡率：幻想と現実、人口問題研究、24号、ウクライナ医学アカデミー経済研究所学術報告集 (2002) 90-95

29) オメリャネツ M.I.、ドウボバ N.F.、グニコ N.V.：住民の平均寿命：ウクライナの放射能汚染地の寿命レベルの特徴、放射線医学と放射線生物学の諸問題、9号、

ウクライナ医学アカデミー学術報告集、キエフ、"アルコン"（2003）90-95
30) A.Prysyazhnyuk,V.Gristchenko,Z.Fedorenko,L.Gulak,M.Fuzik,K.Slipenyuk,M. Tirmarche（2007）Twenty years after the Chernobyl accident：solid cancer incidence in various groups of the Ukrainian population. Radiat Environ Biophys 46：43-51

1.3　チェルノブイリ原発事故の被害が大きい キエフ州イワンコフ郡の住民の健康状態

　どんな事件でも、特徴をすべて計算に入れ、原因と結果の関係を知れば、事件全体を考察できる。しかし、私たちは、影響する要素が多く、また、長く続く事件にしばしば突き当たる。このときは事件の進展傾向を評価し判断するのが困難である。それでこのような事件を評価するには、あらゆる要素の一部を利用するしかない。

　このような見解で、チェルノブイリ原発事故の結果が人間の健康に与える影響を評価するのに、ウクライナのキエフ州イワンコフ郡を考える。

　2010年1月1日の時点でイワンコフ郡には面積36,000km²にイワンコフ市と80の村がある。行政は1つの市会と26の村会で実施されている。

　2010年1月1日の郡の住民数 [7] は31,580人で、そのうち17,355人が女性、14,225人が男性である。成人は25,800人、未成年が1,080人、子どもが4,700人である（**図1.3.1**）。

　村には郡の全住民の2/3以上が住んでいる。住民の構成は、就労年齢より小さい子は16.1％、就労年齢の人は55.1％、60歳以上の人は28.8％である。

　イワンコフ郡の特徴は：
・この郡の面積がキエフ州でもウクライナでも最大。
・この郡の住民の就業範囲が100kmに達する。
・互いに遠く離れた居住地の数が多い。
・この郡の居住地はすべて、土壌の放射能汚染について、放射線エコロジー管理強化域Ⅲ～Ⅳに入る。
・この郡は立入禁止域に隣接している。
・この郡の住民の密度は1km²に9人である（州の平均は1km²当り61人）。

図 1.3.1　キエフ州イワンコフ郡の 2010 年 1 月 1 日の住民構成

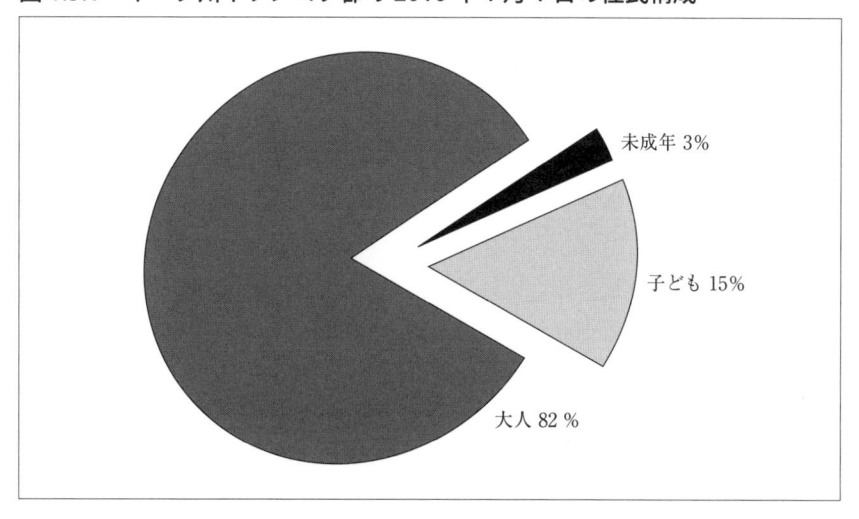

未成年 3%
子ども 15%
大人 82 %

　チェルノブイリ原発事故の影響を評価するため、この郡の特徴を挙げる。
・この郡は事故の中心の近くにある（立入禁止域がイワンコフ郡にある）。
・郡の住民の約 92%がチェルノブイリ原発事故被害者の証明書を持ち、放射能汚染地に住んでいる。
・郡の住民はみな 25 年間、同様な（不十分な）医療支援を受けている。
・郡の全住民が放射能汚染された現地生産の食料（野菜、根菜、牛乳、肉、その他）を食べている。

　それで、この郡はチェルノブイリ原発事故が人間に与えた影響や、この郡の人びとの居住、食事、医療の変化への不適切な対応の例になり得る。

　1991 年 1 月 27 日のウクライナの法律《チェルノブイリ原発事故で被災した地域の状態と社会的保護》によると、イワンコフ郡の住民は放射線エコロジー管理強化Ⅲ - Ⅳゾーンに入る（**表 1.3.1**）。

　住民の健康のレベルを下記の指数で評価した。
・死亡率
・就労年齢の人の第 1 期廃疾レベル
・出生率

　死亡率と廃疾率が高いほど住民の健康状態が悪い。近年イワンコフ郡の住民数が減っていることに注目すべきである [1-3,5-9]。このことは極めて高い死

亡率と関係している。この郡からの転出が少なかったせいもある。2008年には449人が転入し、342人が転出した。移住増は107人であった。2009年には417人が転入し、338人が転出したので、移住増が79人だった [8,9]。

　現在この郡の死亡率は州の平均よりいちじるしく高い。しかし、出生率は州よりいくらか低い（図1.3.2、1.3.3）。

　したがって自然増はマイナスで、その値はキエフ州の平均の3倍である（図1.3.4）。

　イワンコフ郡の住民の死亡率は単に高いだけでなく、その年齢構成の点でも破局的である。最近100年で就労年齢の死亡者が、その年の死亡者全数の13.9%から26.3%になった。しかし、1970年には2%だった [12]。1970年にはイワンコフ郡に49,087人が住んでいて、死亡したのは548人、そのうち2%（11人）が15～59歳の人だった。2008年にはこの郡に32,738人が住んでいて、830人が死亡し、そのうち就労年齢の人は26.3%（217人）だった。

　事故の前には就労年齢の人の70％以上が主として外傷、中毒、その他不幸な出来事で死亡した [12]。最近10年間にはこの様な原因で死亡した15～59歳の人は約20～30%で、他の病気が70～80%だった。とくに心血管系の病気が2000年の死亡原因の36%、2005年の38%で、2010年は40%だった [12]。心血管病の他、死亡や廃疾の主な原因は腫瘍である（図1.3.5）。

　就労年齢の死亡者のうち男は女の3～4倍である [12]。就労住民の初期廃疾の指数は州の平均の約2倍で、ウクライナ全体よりいちじるしく高い [1-3,5-7]。子どもの廃疾の原因は先天性奇形、中枢神経系の病気、精神障害である（図1.3.6）。

　死亡率と廃疾率のレベルが高いのは大人と子どもの発病レベルが高いせいである。とくにキエフ州よりいちじるしく高いイワンコフ郡の住民の血液循環系の発病率が注目される（図1.3.7）。

　キエフ州でもウクライナでも腫瘍発生率が高い郡では [1-3,5-8] 甲状腺がんがいちじるしく発生している。1988年から2010年までにイワンコフ郡では初期甲状腺がんが数倍になった（図1.3.8）。それでこの郡の住民の腫瘍の蔓延率は1985年の1万人当り0.2人から2010年には20人と100倍になった（図1.3.9）。

　　注：州のレベルでは、甲状腺がんの計算が疾病の単位として、1988年から実施
　　　されはじめた。

　イワンコフ郡における結核の発病率はキエフ州より極めて高い（図1.3.10）。

表 1.3.1　イワンコフ郡の住民の調査グループ分布

一次調査グループ		人数	住民中の被災者の比率
グループ1	事故処理作業者	2,944	9.32%
グループ2	避難者	512	1.62%
グループ3	定住者	19,686	62.34%
グループ4	グループ3の親から生れた子	5,827	18.45%

出典：[11]

図 1.3.2　イワンコフ郡とキエフ州の出生率（住民1000人当り）

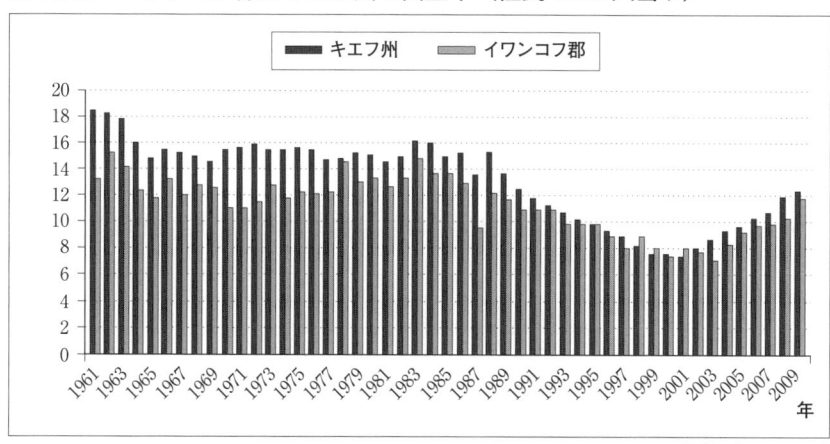

出典：[1,5,6,10,11]

図 1.3.3　イワンコフ郡とキエフ州の死亡率（住民1000人当り）

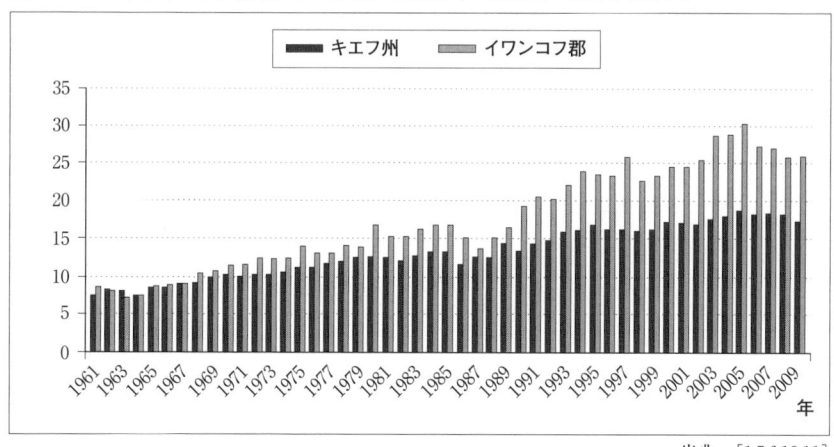

出典：[1,5,6,10,11]

図 1.3.4　イワンコフ郡とキエフ州の住民の自然増の指数

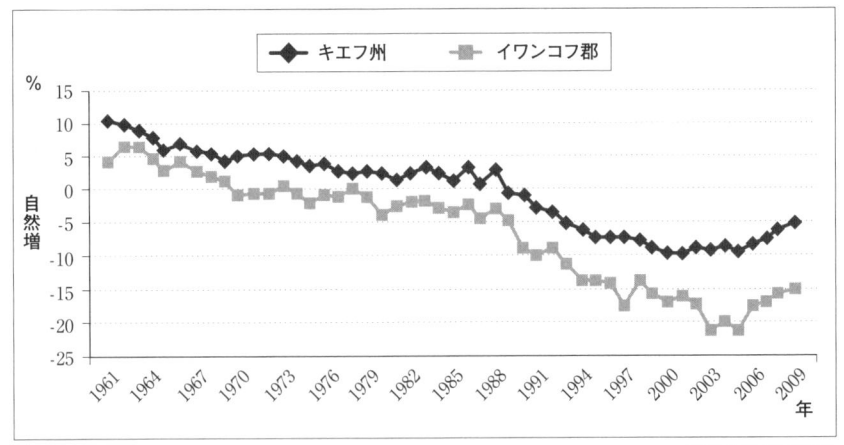

出典：[1,5,6,10,11]

図 1.3.5　2010 年のイワンコフ郡における就労年齢の人の死亡原因

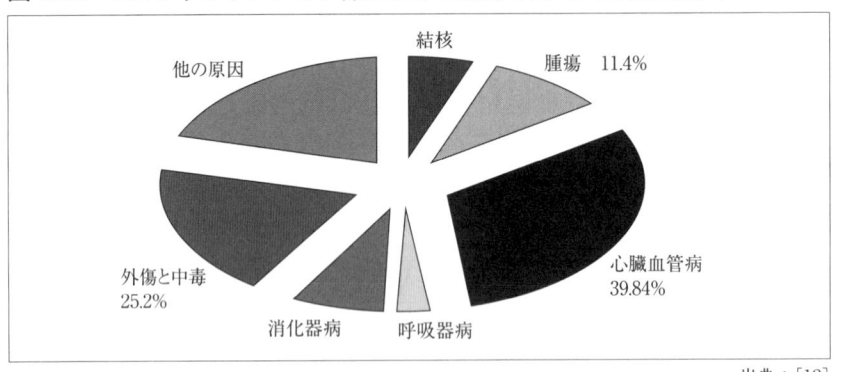

結核
腫瘍　11.4%
他の原因
心臓血管病　39.84%
外傷と中毒　25.2%
消化器病
呼吸器病

出典：[12]

　前述の指数を考慮すればイワンコフ郡の住民の健康状態は極めて悪いと結論される。

　チェルノブイリ原発の建設と稼動がはじまるまで、イワンコフ郡の人口指数はキエフ州の人口指数と違いがほとんどなかった。出生率は州よりいくらか低かったが、死亡率は州の死亡率と同様であった**（図 1.3.2、1.3.3）**。全体として、この期間の住民の自然増はプラスであった [10,11]。70 年代から（チェルノブイリ原発の建設と稼動は 1975 ～ 1985 年）イワンコフ郡の死亡率は

図 1.3.6　イワンコフ郡の子どもの廃疾の原因 [12]

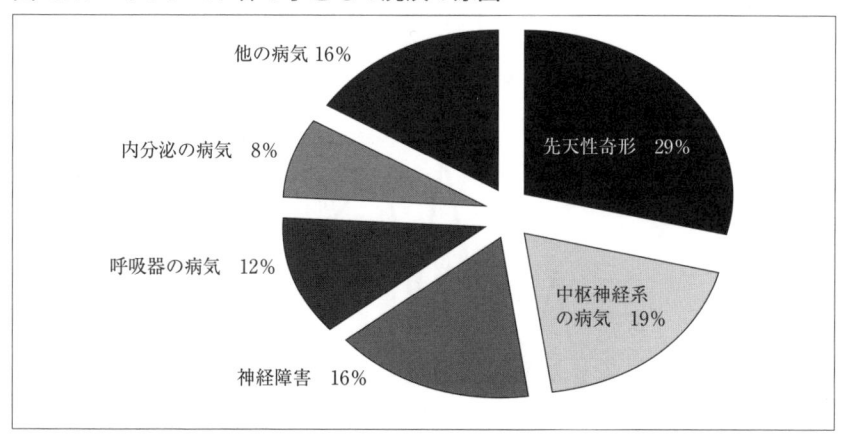

- 他の病気　16%
- 内分泌の病気　8%
- 呼吸器の病気　12%
- 神経障害　16%
- 先天性奇形　29%
- 中枢神経系の病気　19%

図 1.3.7　イワンコフ郡とキエフ州の大人の血液循環系の病気の分布（住民1万人当り） [2,3,5,6]

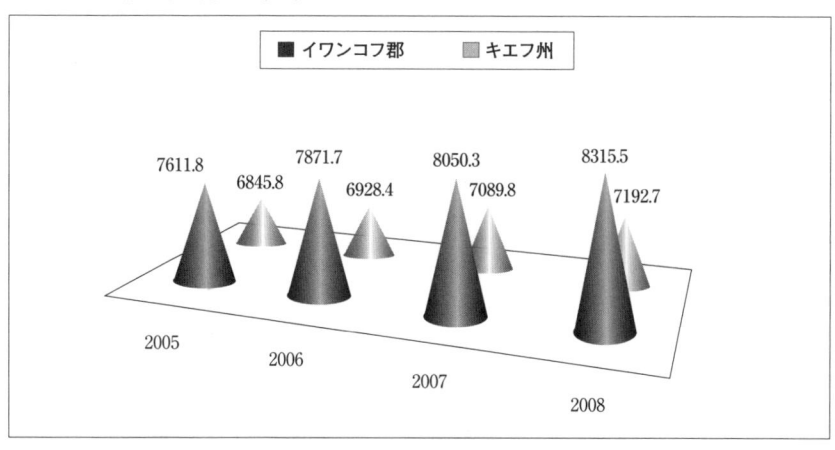

年	イワンコフ郡	キエフ州
2005	7611.8	6845.8
2006	7871.7	6928.4
2007	8050.3	7089.8
2008	8315.5	7192.7

次第に増しはじめ、州の死亡率といちじるしく乖離している（**図 1.3.3**）。住民の自然増がイワンコフ郡では 1972 年にマイナスになったが、キエフ州では 1989 年まで、かなり長いことプラスであった（**図 1.3.4**）。ウクライナ全体で自然増がマイナスになったのは 1991 年からである [10,11]。

　ここで注目されるのは出生率と死亡率が交わる点である。キエフ州ではこれが 1989 年に記録されたが、イワンコフ郡では 1979 年であった（**図 1.3.11**、**1.3.12**）。

図 1.3.8　1985〜2010年のキエフ州イワンコフ郡における
　　　　　甲状腺がんの初期発病率（住民1万人当り）[4,12]

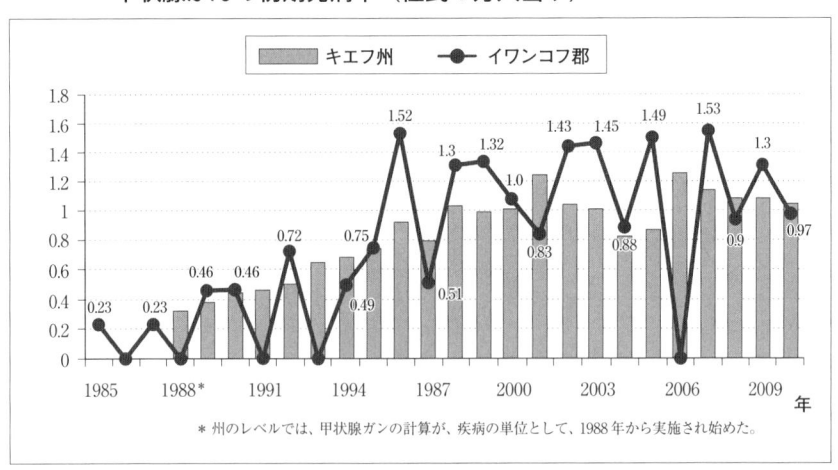

※　州のレベルでは、甲状腺ガンの計算が、疾病の単位として、1988年から実施され始めた。

図 1.3.9　1985〜2010年のキエフ州イワンコフ郡における（住民1万人当り）
　　　　　甲状腺がんの広がり [4,12]

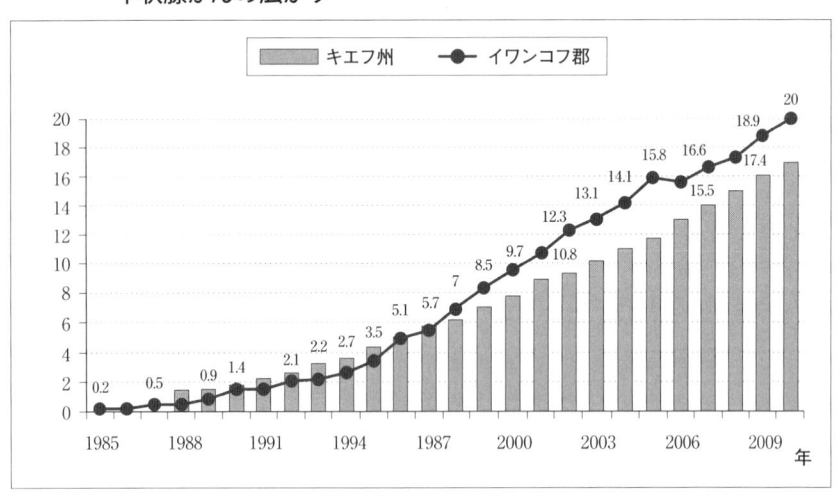

　事故後にイワンコフ郡の指数は累進的に悪化し、出生率は急低下し（州全体がそうだった）死亡率はいちじるしく増大して、州平均の指数を超えた[1,5,6,11]。自然増はこの全期間でマイナスになり、キエフ州の平均よりいちじるしく低い（33〜40％）（図 1.3.4）。

　キエフ州のすべての郡の死亡率を分析したところ、この指数が最悪だった

図 1.3.10　イワンコフ郡における進行性結核の発病率（住民1万人当り）[1-3,5,6]

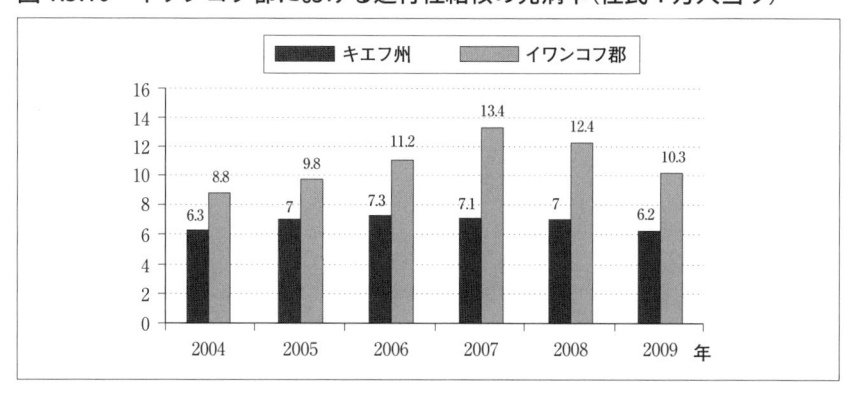

図 1.3.11　キエフ州における出生率と死亡率（住民1000人当り）[1,5,6,10]

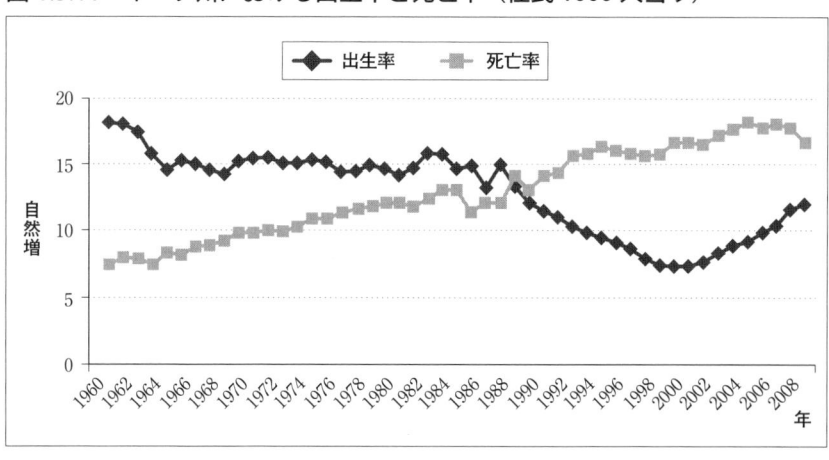

のはイワンコフ郡とポレスコエ郡である。著者の意見では、イワンコフ郡の人口が危機に瀕した原因は放射線の影響を長年受け続けた人びとの健康状態である。この際、放射線による病気の予防、治療、リハビリに関して、チェルノブイリ事故の影響をなくす実際の方策がないことを考慮すべきである。なおイワンコフ郡や他の被災地の住民は放射線の影響や社会的医療的制約による窮境に取り残され、25年の間、なにが起こっているか、住み続けるか否かをみていた。これは、いわば実験で、人類に対する犯罪、ジェノサイドである。人びとは25年の間、すべて正常である、放射線心配症と甲状腺への影響があるだけで、チェルノブイリ事故の影響は他にないと言い聞かされてき

図 1.3.12　イワンコフ郡における出生率と死亡率（住民1000人当り）[1,5,6,11]

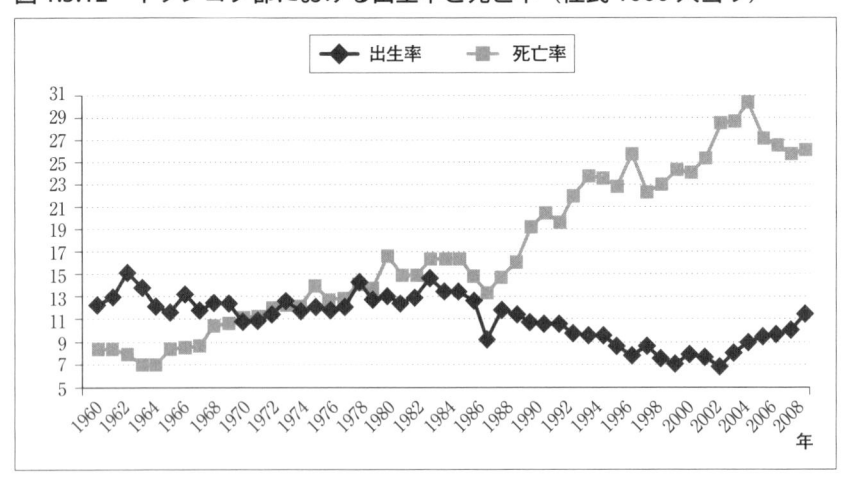

た。しかし、住民が死に絶える恐れ、子どもが発病する恐れ、奇形、腫瘍の発生、就労年齢の住民や子どもの廃疾の恐れなどの問題が起きた。すべて極めて重大かつ深刻である。原発事故の結果が人びとの健康に与える影響が隠されていて、人間の身体への放射性核種の悪影響を抑えるのに必要な計画的行動がなく、チェルノブイリ原発事故の被害を受けながら汚染地に住み続ける人びとに必要な医学の提供と医療保障がない。

[文献]
1) 2005年のキエフ州における住民の健康の基本指数と健康維持策の利用：便覧、I.I. バシスチュク編、キエフ、キエフ州医学統計センター（2006）158
2) 2006年のキエフ州における住民の健康の基本指数と健康維持策の利用：便覧、I.I. バシスチュク編、キエフ、キエフ州医学統計センター（2007）107
3) 2007年のキエフ州における住民の健康の基本指数と健康維持策の利用：便覧、O.I. レメンニク編、キエフ、キエフ州医学統計センター（2008）110
4) キエフ州国家管理保健本部用の資料：便覧、O.I. レメンニク編、キエフ。キエフ州医学統計センター（2008）135
5) 2008年のキエフ州における住民の健康の基本指数と健康維持策の利用：便覧、O.I. レメンニク編、キエフ、キエフ州医学統計センター（2009）158
6) 2009年のキエフ州における住民の健康の基本指数と健康維持策の利用：便覧、

O.I. レメンニク編、キエフ、キエフ州医学統計センター（2010）157

7）2010 年のキエフ州における住民の健康の基本指数と健康維持策の利用：便覧、O.I. レメンニク編、キエフ、キエフ州医学統計センター（2011）109

8）2008 年のキエフ州統計年報、S.N. コハンチュク編、キエフ、ウクライナ国家統計委員会、キエフ州統計本部（2009）531

9）2009 年のキエフ州統計年報、S.N. コハンチュク編、キエフ、ウクライナ国家統計委員会、キエフ州統計本部（2010）543

10）ウクライナの住民、1999 年、統計年報、ウクライナ国家統計委員会、キエフ、ウクライナ国統委（2000）515

11）http：www.oblstat.kiev.ua

12）http：//www.medstat.com.ua

第**2**部
人間の生命に重要な臓器と系への セシウム137の取り込みによる病理過程

2.1 人間や動物の体内への放射性セシウム取り込み、それに影響する要因

チェルノブイリ事故被災地の大部分の放射線環境は、現在も悪化したままである。健康に有害なのが、食料から住民の体内に入ったセシウム137とストロンチウム90である。この2つの放射性核種の寄与は内部被曝線量の70～80%になる [17]。

人びとの体内のセシウム137の量と居住地のセシウム137汚染度との比例関係が明らかにされた [17]。

1996年にセシウム137で15～40Ci/km²に汚染された土地（ゴメリ州ベトカ郡スベチロビッチ村）では、226人の子どもと若者のセシウム137の平均保有量は128.38 ± 13.38Bq/kgであったが、ストルブン村（同じ郡にある）では居住地のセシウム137汚染度が5～15Ci/km²で、同様の年齢の住民171人の平均体内保有量は78.74 ± 4.62Bq/kgであった [17]。セシウム137が体内に入る主な経路は食事である。セシウム137の蓄積も汚染地の産物を日常食べていて起こったことに疑いない。

人間にとってこの放射性核種の主な源は農作物（穀類、野菜、果実）、肉、牛乳である。多量のセシウム137を人びとは、きのこ、ベリー、野生動物の肉から取っている。これらの放射性物質の含有量は極めて多量になり得る。とくに1996年ブレスト州ストーリン郡のコケモモの一試料の放射性セシウム含有量は7,613Bq/kgで、干しきのこは24,435Bq/kgであった [11]。

ベラルーシ共和国の1996年の放射線許容レベル（RDU）は牛肉羊肉はセシウム137が600Bq/kg以下、牛乳111Bq/kg以下、野いちご185Bq/kg以下、干しきのこ2,300Bq/kg以下、野菜100Bq/kg以下、じゃがいも180Bq/kg以下、

パン 74Bq/kg 以下を食料品として認可した。

1999 年に採用された放射線許容レベルはセシウム 137 の含有量を牛乳 100Bq/kg 以下、牛肉羊肉 500Bq/kg 以下、じゃがいも 80Bq/kg 以下、パン 40Bq/kg 以下と定めた。このように現在の放射線安全基準は人びとの身体に食料から多量の放射性セシウムが入ることを容認している。

このような食品を摂れば、被災地だけでなく遠くに住んでいる人びとの身体にも、この放射性核種がいちじるしく蓄積してしまう。こうして放射線の影響を多数の人びとが受けている。ゴメリ市では 3 ～ 7 歳の子どもの身体の放射性セシウムの平均蓄積が 1993 年に $30.32 ± 0.66$Bq/kg で、18 ～ 22 歳の学生では 20 ～ 30Bq/kg になった [7,9,14]。

しかし、セシウム 137 のかなり高い濃度、平均 $29.74 ± 0.67$Bq/kg が 1993 年にグロドノ市の 3 ～ 7 歳の子どもで記録され [9]、また、ミンスク市の中学校の若いクラスの生徒の 64％で体内平均値 $14.0 ± 1.46$Bq/kg が記録されている（2000 年の測定）[2]。時が経っても体内のセシウム 137 の子どもの身体への影響は減少しなかった。放射能汚染地の住民の大量の放射線測定結果は、チェルノブイリ事故後 20 年以上経ってもセシウム 137 が子どもの身体に大量に入り続けていることを証明している [12,13]。

食料中のセシウム 137 が多いほど、それを食べる人間や動物の体内のセシウム 137 が多くなることが明らかになっている。

セシウム 137 を 445.7Bq/kg（対照動物グループ用の 44.2Bq/kg の 10 倍）含むオート麦を 10 日間給餌した実験動物（白ラット）のセシウム 137 保有量は $63.35 ± 3.58$Bq/kg になり、対照動物（$5.43 ± 0.87$Bq/kg）の 10 倍だった（$p < 0.001$）[2,9]。

経口摂取と血液への吸収の後に、多量の放射性セシウムが小腸に分泌され、大腸で再吸収される。この放射性核種は主として腎臓で尿とともに、少量は糞とともに身体から排出される。

月日が経つと一度に入ったセシウム 137 の 80％までが排出される。セシウム 137 の半分が人間の身体から出てしまう期間は 70 日、マウスは 3 日、ラットは 16 日、モルモットは 19 ～ 25 日、ウサギは 19 日である [8]。

放射性核種が食料の成分に自然に入るとき、性別、年齢、生理状態、また、各臓器や病理過程によって身体への蓄積が異なる。

セシウム 137 の蓄積で男性と女性の明らかな相違が注目される。経腸摂取

の条件で男の身体への放射性セシウム蓄積は女より激しい。とくにラットの雄はセシウム 137 を 373Bq/kg 含むオート麦を 3 週間給餌したところ、身体のこの元素の量が 100.37 ± 1.99Bq/kg になった。しかし、同様な餌を与えた雌ラットの体内取り込み量はいちじるしく少なく 48.14 ± 4.99Bq/kg だった [2,7,9]。

妊娠期には母体の放射性セシウム濃度が急増する [3,7,9]。しかし、胎盤障壁の形の生理機序が、ある程度、発育中の胎児に放射性セシウムが入るのを防ぐ。しかし、出産後に母乳を飲んで新生児はセシウム 137 を激しく取り込む [6,9]。

未就学年齢の期間では牛乳がもっとも要求される食料で、放射性核種の主な供給源の 1 つである。この際、比較的《きれいな》地域（ゴメリ市）に住んでいるこの年齢の子どもは、放射性セシウムの蓄積が他の年齢の者に比べて大きかった。これは乳製品を摂っているからである [7]。

血液が Rh^+ の人間は Rh^- の人間に比べて放射性セシウムを多量に蓄積することが注目される。このことを妊娠女性の研究で確かめた。Rh^- の女性は Rh^+ の 135.73Bq/kg よりかなり少ない放射性核種平均 88.76Bq/kg を蓄積していた [7]。ゴメリ医大の Rh^- の学生による放射性核種蓄積の平均値は 18.09 ± 3.88Bq/kg で、Rh^+ の者は 23.81 ± 8.22Bq/kg だった（$p < 0.01$）[3]。このように身体の放射性核種蓄積と Rh 因子を構成する赤血球表面の蛋白質抗原決定子との関係が明らかになっている。

1996〜1998 年にゴメリ市の病院で死亡した大人と子どもの検屍のとき行なわれた放射線測定は、個々の臓器や脳髄のセシウム 137 含有量の高いレベルを明らかにした [1,10,15]。

放射性核種の多量の蓄積が心筋、肝臓、腎臓、脾臓、脳髄、甲状腺、膵臓、副腎、骨格筋、小腸、大腸、胃で記録された（**図 2.1.1**）。この際、子どもの内臓では放射性セシウムの濃度が大人よりいちじるしく大きかったことに注目すべきである [1,4]。

実験動物で行なった研究は前記の放射線測定の結果を追認した。セシウム 137 を 150Bq/kg 蓄えていた白ラットは心臓で最大の濃度になり、腎臓と脾臓からも多量のセシウム 137 が検出されている。骨格筋ではこの放射性核種の濃度こそ少ないものの、その質量が大きいため、蓄積量は他の臓器より多くなる [9]。

セシウム 137 が臓器に多量に入ると、そのいちじるしい取り込みが骨格筋にも現われる [2]。

図 2.1.1　1997 年に亡くなった大人と子どもの内臓のセシウム 137 蓄積（ベクレル /kg）

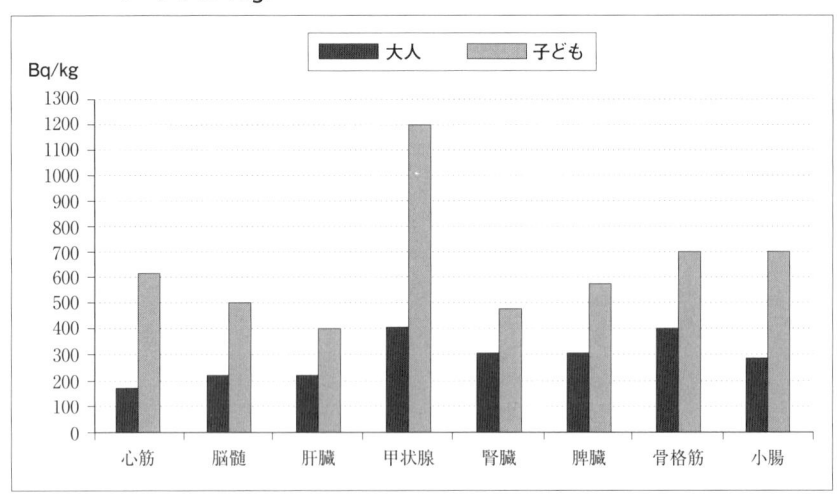

臓器	大人	子ども
心筋	180	620
脳髄	220	500
肝臓	220	400
甲状腺	400	1200
腎臓	300	480
脾臓	310	580
骨格筋	400	700
小腸	290	700

　検屍体の放射線測定で、内臓の放射性セシウム取り込みの状態は病理過程と関連することが分かった。とくに、心血管病による死亡者の心筋のセシウム 137 保有量は、胃腸病による死亡者のものより確実に高かった。伝染病の場合、肝臓、胃、小腸、膵臓は、心血管病、胃腸病、十二指腸病のときより多量の放射性セシウムを蓄積している。

　伝染病の子どもでは骨格筋への放射性セシウムの蓄積が先天性奇形の子どもより多かった [1]。

　このようにセシウム 137 による汚染地に住んでいる人は、いろいろな臓器や系にセシウム 137 を取り込んでいる。その状態は一連の因子、中でも食料から身体に入った放射性核種の量、性別、年齢、生理状態、組織的機能的特質、病理過程の状態に関係している。

　人間や動物の身体への放射性セシウムの取り込みに影響し、セシウムと胃腸内で結合して身体から排出される物質（製剤）、微量元素、バクテリア製剤、化合物がある。中でも腸収着剤は放射性元素と胃腸内で結合し、身体から排出される。

　このような化合物、製剤などがいろいろ提示されている。しかし、どれも、これに対する要求を満たしていない。その要求は、体内の放射性核種の蓄積を減らし、損傷した代謝過程を回復し、胃腸や他の臓器の組織に障害を起こ

表 2.1.1　雌ラットと仔ラットの身体のセシウム 137 保有量（Bq/kg）

生後日数	実験 雌ラット	実験 仔ラット	対照 雌ラット	対照 仔ラット
1	128.30 ± 6.52	36.64 ± 7.46	12.10 ± 7.59	3.95 ± 1.00
10	34.46 ± 10.44	7.80 ± 1.53	8.53 ± 1.73	4.29 ± 1.36
20	22.06 ± 6.23	9.69 ± 4.05	10.95 ± 4.20	6.29 ± 2.88
30	19.32 ± 4.34	35.55 ± 5.92	18.74 ± 4.01	16.71 ± 2.49

さないことである。

　ゴメリ医大では 1992 〜 1999 年に動物実験で一連の腸内収着剤の性能を求めた。

　身体から放射性セシウムを取り出し代謝を正常にするのにもっとも将来性があるのは、変性粘土とデキストリンから成る収着剤で、肝臓や腎臓の組織への放射性核種の影響を深める有機ケイ素や炭素を含む収着剤とは違っている [9]。

　この収着剤のグループの有力な代表がペクトパルという製剤である。実験動物（白ラット）の胃腸にこれを入れると、放射性セシウムを餌にかなり入れても、この放射性核種から身体を完全に防護する [7]。

　子宮内発育の期間にセシウム 137 の影響を受けた動物は自主給餌に移ったとき、この放射性核種を餌から激しく取り込む [3,16]。

　この結論を確かめる研究で雑種の白ラットを実験動物として使った。実験グループ 19 匹、対照グループ 23 匹である。これからそれぞれ 152 匹と 224 匹の仔を得て観察し、発育中の体内の放射性セシウムを記録した。実験グループと対照グループに同じ成分の餌を与えた。妊娠期間にセシウム 137 が入ると、出産後 1 日でその濃度が母親は 128.30 ± 6.52Bq/kg であったが、その仔はいちじるしく少なく 36.64 ± 7.46Bq/kg であった。出産後の授乳期に放射性セシウムの保有量は母の身体でも仔の身体でも、どんどん低下した。生後 10 日と 20 日で実験グループの仔の放射性セシウムの平均保有量は対照グループの仔の放射性セシウム保有量に相当した。しかし、自主給餌に移ると（生後 20 日以降）実験グループのラットのセシウム保有量の増大が記録された。これは対照グループより確実に大きい（**表 2.1.1**）。私たちの見解では、この興味ある科学的事実は今後の研究を要し、子宮内発育期がその後の生存

に極めて重要なことを、その研究が示すであろう。

[文献]

1) バンダジェフスキー Yu.I.：体内に取り込まれた放射能による被曝の病理、ミンスク、ベラルーシ国立工大、(1999) 136

2) バンダジェフスキー Yu.I.：放射性セシウムと心臓（病態生理学的見解）、ミンスク、"ベルラド"、(2001) 62

3) バンダジェフスキー Yu.I.：放射性セシウムと胎児の体内発育、ミンスク、"ベルラド"、(2001) 54

4) Bandazhevsky Yu.I. Chronic Cs-137 incorporation in children's organs. Swiss. Med. Weekly 133：p.488-490, 2003

5) Bandajevsky Yu.I.,Bandazhevskaya G.S. Cardiomyopathis au cesium. CARDINALE Paris,XY：8.p40-42,Octobre 2003

6) バンダジェフスキー Yu.I.、バンダジェフスカヤ G.S.、ザリャンキナ A.I.：取り込まれた放射性核種と腸収着剤が作用する生後1年の子どもの心血管系の状態//産前産後の発育過程への放射性核種の作用の形態機能の見解、ゴメリ国立医大報告集、ゴメリ、(1998) 6-8

7) 体内に取り込まれた放射性核種の組織的機能的効果、Yu.I. バンダジェフスキー教授編、ゴメリ、(1997) 152

8) ジュラブレフ V.F.：放射性物質の毒物学、第2版、改修補足、モスクワ、ェネルゴアトムイズダート、(1990) 336

9) 体内に取り込まれた放射性核種の影響の臨床と実験による見解、バンダジェフスキー Yu.I.、レレビッチ V.V.、ストレルコ V.V. 他、Yu.I. バンダジェフスキー、V.V. レレビッチ編、ゴメリ、(1995) 152

10) バンダジェフスキー Yu.I.、ペレプレトチコフ A.M.、ミシン A.V.：医学遺伝学的立証で堕胎した胎児の形態学と放射線測定の特性、産前産後の発育過程への放射性核種の作用の形態と機能の見解、学術報告集、ゴメリ、ゴメリ国立医大、(1998) 172

11) ネステレンコ V.B.：チェルノブイリ惨事：住民の放射線防護、ミンスク、"法律と経済"、(1998) 172

12) Nesterenko V.B.、Nesterenko A.V.、Babenko V.I.、Yerkovich T.V.、Babenko I.V. Reducing the 137 Cs-load in the organism of "Chernobyl" children with apple-

pectin//SMW2004：134：24-7

13）バベンコ V.I.、コズイレンコ M.A.、クラスノペロフ I.V.、ネステレンコ A.V.：放射線エコロジー図解、人間と放射線／会議資料《チェルノブイリ原発事故の被災地の住民の生活保障、チェルノブイリ事故の罹災者、事故処理作業者の社会的保護と人道的支援》統合分析センター《エコロジーと健康》Yu.I. バンダジェフスキー編、キエフ、（2010）71-91

14）バンダジェフスキー Yu.I.、ミスチュケビッチ I.I.：ゴメリ医大の学生の心臓活動および代謝の一連の指数の評価／産前産後の発育過程への放射性核種の作用の形態機能の見解、ゴメリ、（1997）46-49

15）バンダジェフスキー Yu.I.、ペレプレトチコフ A.M.、ミシン A.V.：セシウム137取り込みの条件における子どもと大人の内臓の病理形態の状況／産前産後の発育過程への放射性核種の作用の形態機能の見解、ゴメリ、ゴメリ国立医大、（1997）11-22

16）Yuri Bandazhevsky Chernobyl 25 annidopo、放射性セシウムと人間の生殖、II Cesio radioattivoe la riproduzione umana,2010-120 pp.

17）チェルノブイリ事故後25年：ベラルーシ共和国における結果とその克服、国家報告//V.E. シェフチュク、V.L. グラチェフスキー、ミンスク、ベラルーシ内閣チェルノブイリ原発事故の結果の問題に関する委員会（2006）112

2.2　セシウム137を取り込んだ内臓の組織と機能の変化

　1986年の後に放射能汚染地に住み、1996～1998年にゴメリ市の病院で死亡した人の心筋、肝臓、腎臓の組織の顕微鏡試料を研究した。子どもと大人の死亡123件の症例をすべて調べた。子ども（0～10歳）の症例は52件、大人の症例は71件だった [1,11,12]。

　公的診断によると、大人の死因は心血管病、悪性腫瘍、伝染病、胃腸病であった。子どもは伝染病と先天性奇形で死亡した。

　組織研究用の試料を採る前に放射線計 RUG-2（ベルラド研究所製、所長はベラルーシ科学アカデミー準会員 V.B. ネステレンコ教授）で前記の臓器の放射線測定をしてから組織片を切り出し、10％フォルマリン液で固定し、高

濃度のアルコールに漬け、一般的な方法で組織片を作った。

　厚さ4～5μmの組織片をヘマトキシリンとエオジン、スダンⅣで染色し、ワンギゾンの方法でMAGの銀染料を含浸させた。顕微鏡プレパラートの分析はカール・ツァイスのアクシオプラン光学顕微鏡により組織変化の定性評価法で行なった。

　前記の内臓の顕微鏡研究で大人も子どもも病理変化が認められ、その基本に組織変化があった。組織変化の程度はその臓器の放射性セシウム保有量の増大につれて大きくなった。

■心臓

　検屍のとき大人の心臓のセシウム137の平均保有量は138.90 ± 24.40Bq/kg、子どもの心臓は477.80 ± 106.10Bq/kgであった。

　研究した大人と子どもの症例すべてで、心筋の組織変化は死を招いた病因に無関係のようでも、細胞や細胞間組織が破壊しており、それが補償適応反応と結びついていた。

　脂肪変性や蛋白質変性の端緒と結びつき、表現の異なる過剰収縮部の形の筋原線維痙縮変化がまず注目される。

　偏光顕微鏡研究で筋節短縮、したがってA帯の複屈折が増す形の線維異方性増大を確認できる。

　筋原線維の光学的性質の変化は個々の心筋細胞の分裂によって起こる。筋線維の分裂は心臓の組織要素の筋細胞化の証拠である（**図2.2.1**）。

　記録される変化の広がり方に注目すべきである。細胞域の一部に心筋の組織要素の分裂端緒があり、また、筋線維伸長の部分に近接して正常な線形状が保たれていた。

　筋原線維の分解は発端のモザイク消散の結果として起こった。筋細胞膜の透過度が増し、線維の原形質浸透に現われ、拡散プラスPAS反応の形で記録された（切片のシッファ処理のとき）。

　所々で線維は均質化し、拡散イオジン染色し、フクシン染色部が現われている。この際、組織変化の"雑染色"像が現われた。線維の一部は強く染色され、一部は染料をごく僅かしか受け付けず、全長にわたって消えていた。

　変化した細胞の壊死の発起部は主に心筋の心内膜下層で乳頭筋と出合って

図 2.2.1

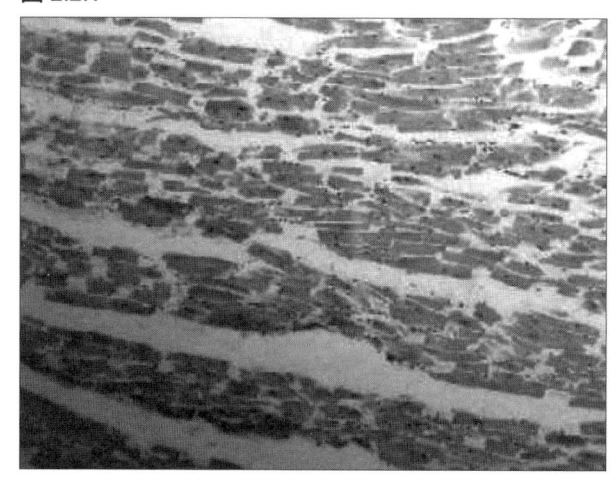

ベラルーシ共和国ゴメリ州ドブルシ郡の住民で43歳で急死した男の心筋の組織。心臓の放射性セシウム濃度 4Bq/kg。筋細胞が現れている。組織間浮腫。筋線維分裂。ヘマトキシンとエオジンで染色。125倍 [1]

いた。この際、細胞核の多形性が目立っていた。個々の症例で、心臓の筋細胞の空胞変性があった。このときは明るい空胞が細胞核の周囲にあったり、全細胞に広がっていたりした。空胞は大きくなりながら合体して大きな光学的に"空の"区域になる。筋線維は光学的に空になり、細胞の中心に浮遊した核のようになる。この際、線維の外形もゆがんでいた。

分断した繊維の区域に激しいストロマ浮腫が現れ、好銀線維の断裂と再線維化を伴った。その結果、"空の"ネットの無活性化部が心臓にできた。血管の近くや破損部の周りの心筋細胞の一部は肥大した徴候があり、補償適応の性格をもっているようだ。二次変化した筋細胞も委縮変化していた。

ストロマの変化は細胞反応が現われない多血症と浮腫を出現させた。多くの場合に伸縮筋肉層の血管壁の内膜が分裂していて、好銀性のフレームと発起部のプラズモルラグを伴っていた。微小循環路の血管には赤血球が停滞する不均一血液供給が認められた。毛細血管の大部分の内皮が膨張していて、細胞内浮腫が現われていた。網状のストロマで、筋肉浮腫、小出血、ばらばらな微小硬化部の出現が目立った。血管に関係せず主に左心室にあった局所的結合線維素の活性が高まっていた。

■肝臓

　検屍のとき大人の肝臓ではセシウム137の平均保有量が162.6 ± 15.7Bq/kgで、子どもの肝臓では346.8 ± 60.9Bq/kgだった。
　肝臓線維の組織変化はいちじるしく、血液循環不調に結びついて変質過程が現われた。その肝臓の細胞と核の柔細胞要素の多形性が注目された（細胞はいろいろな寸法で、そのうち量が多いのは複核および多核だが、核の形状、大きさ、染色度が異なる）。肝細胞の組織変化のうち多く出会ったのがクフェルの増殖細胞と肥大細胞である。梁構造が実際上すべての症例で保たれ、例外は肝硬変を起こした病気だった。肝細胞の脂肪変性がいつもあり、その程度だけ違っていた。症例の大部分でこれは、ほぼ全体的や全体的な性格をもち、脂肪肝毒の形になった（**図 2.2.2**）。
　多くの場合、肝臓の細胞は変性過程で完全に障害され、肝臓は光学的に空の"ネット"になり、ストロマを保つ薄層がある。肝臓の小葉の各部に実質壊死と小さい病巣と好銀性ストロマの破壊があった。肝細胞に自食空胞の集積が認められた。この際、その細胞質は膨潤し、フクシンに染まり易く、エオジン染色変性が現われた。細胞の一部では肝臓実質のかなりの部分を占める脂肪親和粒の数が増大していた。肝門路は広がり、浮腫と弱い細胞浸潤が現われた。これは主に大食細胞とリンパ組織球の要素である。肝門ストロマの収束または拡散する硬化症が明らかになった。ときには肝臓の炎症性障害の特徴がなく、一般に正弦曲線になる大食細胞とリンパ球の集積の形で小葉浸潤物があった。ディッセ腔は拡大している。
　微小血管系における変化は中央小葉静脈の急多血として現われる。この際、正弦曲線は拡がっており、正弦曲線の山はところどころ崩れ、赤血球の停滞が記録されている。毛細血管の内皮は膨潤し、浮腫が現われている。主に中心小葉に現われた出血が注目される。

■腎臓

　検屍のとき大人の腎臓の放射性核種の平均保有量は192.80 ± 25.20Bq/kgで、子どもの腎臓では645.30 ± 134.9Bq/kgであった。
　腎臓の線維の顕微鏡研究では、臓器のすべての組織成分で病理変化がみら

図 2.2.2

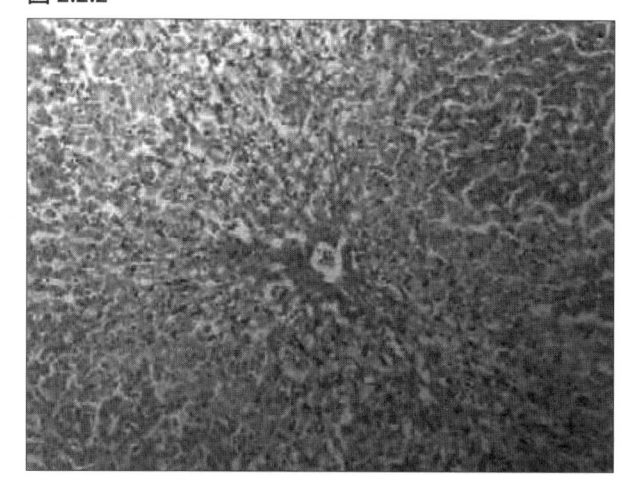

40 歳で急死したゴメリの住民の肝臓の組織構成。肝臓の放射性セシウム濃度 142 ベクレル/kg。蛋白質変性と脂肪変性。肝細胞壊死。ヘマトキシンとエオジン染色。倍率 × 125 [1]

れたが、もっとも損傷したのはネフロンであった。

大部分の糸球体で毛細血管ループの壊死の形の変性委縮変化がみられた。ネフロンの変性の現われ方はいろいろだった。糸球体のカプセルと毛細血管ループの間に狭い空間をもつ糸球体があり、これは浮腫液で充たされていた。他の糸球体ではカプセルと糸球体の間隔が血管ループの壊死による糸球体減少のため大きくなっていた。この際、毛細血管のすきまは狭くなり、その壁は非常に薄くなっていた。

メサンギウム基質は寸法がいちじるしく減少した。前述の変化はカプセル内で個別の構造を形成し、糸球体の寸法は減少した。結局、糸球体は光学的に"空"のままで、メサンギウム細胞と糸球体の毛細血管は炎症反応の兆候なしに溶解し、エオジン染色される物質で充たされた無組織空洞が作られた。この際、糸球体の組織要素ははっきりしない。糸球体の組織破壊が進む形の糸球体フィルター形態変化は、その完全な消失まで"溶ける氷塊"現象のようになる [1,11]。

個々の糸球体で毛細血管ループは広がり多血で、しばしば血管壁が厚くなり二重輪郭が現われた（銀含浸のとき）。その基底膜は PAS 陽性の物質が蓄積して厚くなっていた。糸球体のすきまに赤血球と多量の蛋白液があり、毛細血管ループを圧迫していた。

血管壁は血漿含浸の状態にある。毛細血管のすきまに血液細胞の蓄積がみ

られた。

　個々の糸球体には適度のメタクロマジー現象を伴うメサンギウム基質の増大がみられ、これは毛細血管のすきまを狭くした。血管の基底膜は不均一で、厚い部分と薄い部分が交互にあり、しばしば途切れていて、場所により線維化がみられた。この変化は糸球体の間の浮腫と結びついていた。糸球体の一部にはコラーゲン濃縮層から成る糸球体周囲線維が形成されていた。これは糸球体のカプセルの外側に臨時隔膜としてあった。糸球体の硬化症とヒアリン化の徴候がみられた。

　管状組織の変化は主として尿細管の基部に発生した。

　尿細管のすきまには細胞の屑、ヒアリン円筒、溶血や新しい赤血球、蛋白液が含まれていた。

　尿細管の障害は蛋白変性や脂肪変性の重症になった。上皮細胞ではヒアリン滴下変性があり、ハイドロリックディスプロティン症の状態の脂肪があり、所々が梁状変性になっていた。多くの場合に赤血球の壊死が認められ、基底膜が破れて管壁がはがれる徴候があった。この際、腎障害が細管のすきまではじまっていた。細管の一部は委縮変化をし、上皮が平坦化していた。

　間質の形態変化がもろい結合線維の浮腫で現われた。スダン染色のときストロマに脂肪親和介在物が現われた。細胞のストロマ浸潤がときどき現われ、リンパ球、エオジン染色体、形質細胞の堆積中心が主に脈管の近くに局所化していた。明らかな白血球浸潤が尿細管組織の破壊箇所にあった。すべての研究症例で尿細管の上皮のライニングと腎臓ストロマの再生の徴候が明らかになった。

　間質血管は一般に広がり、血液があふれていた。いくつかの動脈で筋肉フレーム壁の線維化を伴う中膜の肥大があった。管状間質の線維塑性過程は、腎臓病理との関係外には認められなかった。

■実験動物による実験研究

　体内の放射性物質の量を正確に求め、調べる臓器や系の組織と機能の変化を明らかにすれば、放射能の影響を受けている人びとの発病や死亡の原因を理解できる。

　実験では、セシウム137を実験動物の身体に給餌か、水溶液で胃の中に入

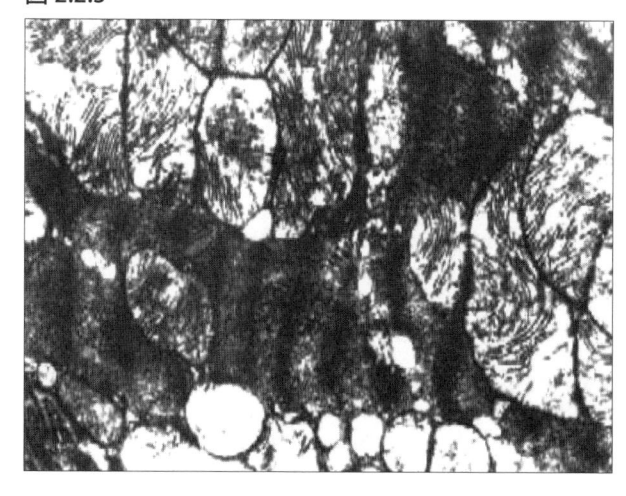

図 2.2.3

白ラットの心筋細胞の凝集、ミトコンドリアの量と寸法の増大（体内の放射性セシウム保有量 45 Bq/kg）、倍率 ×30000 [2]

れた [2,6,12]。

放射線測定では低濃度のセシウム 137 で白ラットの内臓に選択的変化と代謝障害、とくにエネルギー交換に関与するミトコンドリア酵素の活性の激しい抑制が起こった。この際、病理変化の重度と体内のセシウム 137 の量との比例関係が示された [1,2,6,12]。

■心臓

実験動物の体内にセシウム 137 が 63.35 ± 3.58Bq/kg 蓄積すると（対照動物では 5.43 ± 0.87Bq/kg）、心筋線維のアルカリフォスフォターゼとクレアチンフォスフォキナーゼの活性が低下する [6]。この際、心筋細胞の偏光性の変化が A 帯の拡大の形で起こった。この動物の血清で ACT とクレアチンの活性増大が記録された。このことは心筋の損傷を意味している。

電子顕微鏡による研究で、心筋細胞の細胞質の 40％に、明らかな消散はないが、主に委縮型の収縮装置破損が観察された。ミトコンドリアの膨潤と筋質の浮腫が記録された。これは膜の透過性の破壊とイオン交換の重大な変化を証明している（**図 2.2.3**）。

ミトコンドリアの障害が、やはり、その過形成と肥大、ミトコンドリア接触数の増大に現われた [3]。

図 2.2.4

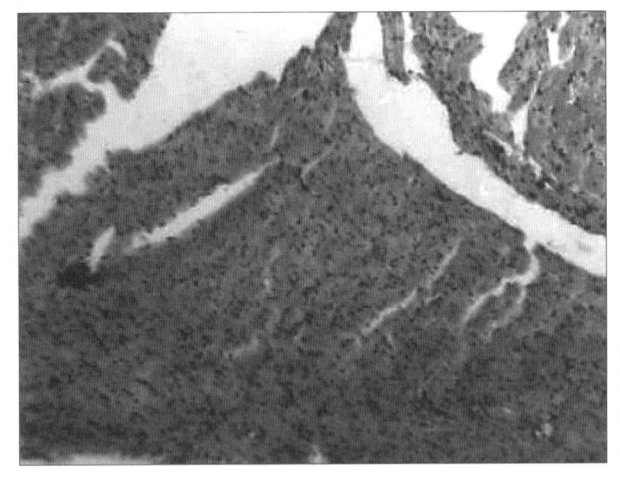

放射性セシウムを体内に900 Bq/kg 入れた白ラットの心筋の組織構造。拡散筋細胞症。明らかな細胞内浮腫。ヘマトキリンとエオジン染色。125倍 [1]

　動物の身体にセシウム 137 が 100 ～ 150Bq/kg 取り込まれると、さらに明らかに心筋線維の変化が起こった。心筋細胞の拡散死亡、リンパ球細胞と大食細胞からの浸潤、血管の多血症が記録された [2]。
　動物の身体にセシウム 137 を 991.00 ± 76.00Bq/kg 取り込ませると 40％以上の動物が死亡した [2]。この際、心筋の線維に大部分の細胞の破壊を伴う線維間および細管内浮腫の発生が見出された（図 2.2.4）。

■肝臓

　セシウム 137 による肝臓の障害は毒性効果でも現われた。とくに動物の体内のセシウム 137 濃度が増すにつれて血清の蛋白含有量が低下した。
　セシウム 137 の体内保有量が 63.35Bq/kg だった白ラットの肝臓の組織を顕微鏡で調べたところ、肝細胞の粒状変性と空胞変性、ディッセ腔の拡大、中央小葉内静脈の多血症の形の中度の血行障害が見出された [6]。
100 ～ 150Bq/kg の放射性核種蓄積は、より深い変性と血行障害に導いた。
　動物の体内のセシウム 137 濃度 991.00 ± 76.00Bq/kg は、セシウム 137 の胃内注射 6 日間で得られ、蛋白変性と脂肪変性の他に肝細胞の大量壊死を引き起こした [2]。

図 2.2.5

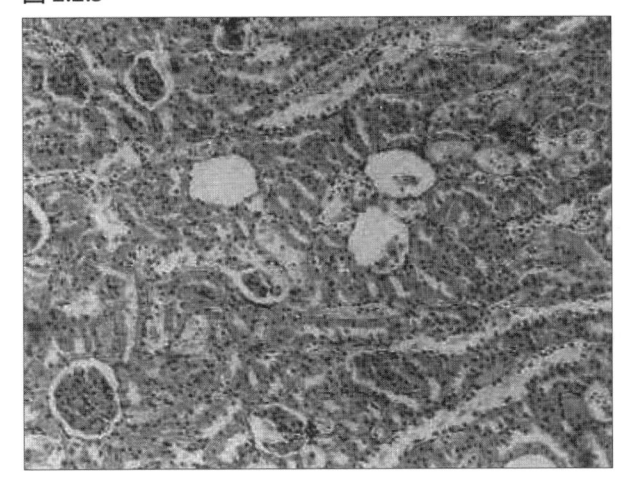

白ラットの腎臓の組織構造。体内の放射性セシウム濃度 900 Bq/kg)。空胞形成を伴う糸球体の壊死と分裂。腎路上皮の壊死とヒアリン滴変性。ヘマトキシリンとエオジン染色。125倍 [1]

■腎臓

　実験動物の身体に放射性セシウムが 63.32 ± 3.58Bq/kg 入ると、腎臓の糸球体のメサンギウム細胞の増殖の形の明らかな変化、リンパ組織球性要素による糸球体ループの浸潤、糸球体の分裂と滅亡を伴った。この過程の結果が血清中の尿素と蛋白代謝生成物の含有量の増大である [6]。セシウム 137 の体内保有量の増大は、リンパ組織球性要素による糸球体ループの浸潤とメサンギウム細胞の増殖を、多くの場合糸球体の分裂を伴って、引き起こした。

　白ラットの身体にセシウム 137 が 991.00 ± 76.00Bq/kg 取り込まれると、糸球体はその組織の完全な消失と空洞形成を伴って全体破壊する [2]。腎細管上皮の細胞はこの際、空胞、粒状変性、壊死の状態にある（図 2.2.5）。

■むすび

　臨床と実験の結果、死亡者の内臓のセシウム 137 取り込みは、その者の細胞組織の変性と類壊死変化を伴うことが明らかになった。
　例外なく、すべての死亡例で顕微鏡的変化の拡散的性格がみられた。
　心筋線維では脂肪変性および蛋白変性と結びついた過収縮の形で心筋細胞

の原線維の収縮変化が記録された。このような変化は死亡の直接原因になったり、他の病理過程の経過を重症化したりする。

心臓の筋肉のセシウム137の取り込みがいちじるしく、患者の死亡が心血管不全で起こった場合には、病原要因としてのセシウム137の役割が主導的であった。心筋に毒作用を与え、心臓のエネルギーをいちじるしく毀損し、他の要因の関与次第で急性または慢性の心血管不全を起こす。

死因で極めて重要なのがセシウム137による腎臓障害である。

腎臓は身体からセシウム137を排泄する主な臓器である [5]。それでセシウム137の取り込みは腎臓の状態に必ず現われる。潜在的腎不全は死亡の主因になったり、この病気になるまでにかかっていた難病を急に増悪させたりする。

腎臓では筋線維の痙縮が臓器内血管（動脈）壁であった。これは糸球体の細胞組織の壊死と腎不全を進行させた。このように心臓と血管の筋細胞の障害は身体の血行障害を誘起し、内臓の線維の壊死変化を進行させる。

記載した顕微鏡写真は身体のカルシウムイオン代謝の損傷や身体からの排泄の遅滞と結びついた病理過程の特性を示している。とくに中毒、低酸素症、機能過負荷 [7,8] などの代謝損傷のときや、ストレス反応を引き起こす極端な要因が作用するとき [9,10] である。この現象の基礎にはミトコンドリアの構造と機能の破壊によるエネルギー不足がある。

放射性セシウムによる肝臓の障害はいちじるしい代謝障害や同化過程の急低下を伴う。

このようにセシウム137による内臓の障害は、さまざまな病理過程の重度を深める。患者に特別な病理過程が見られなくても、セシウム137の取り込みは、疑いなく健康状態を悪化させ、多くの場合に死亡の直接原因になる。

内臓の放射性核種の取り込みを考慮して、セシウム137による子どもの身体の障害にとくに注意すべきである。

その他、子どもの身体の状態の研究は科学研究にとって特別な価値がある。ある病理過程の発生におけるセシウム137の役割を、より完全に求められるからである。

上述のことを前提にして、死亡に導く病理過程の進展におけるセシウム137の顕著な役割を確言できる。

遺憾ながら、放射性元素で汚染された地域に住んでいる患者を診断すると

き、この元素が身体に与える影響がまったく考慮されていない。それで、公的な医学は年々数が増す内臓病、何よりも心血管系の病気 [4] を確認するだけで、これを避けることができない。

[文献]

1) バンダジェフスキー Yu.I.：取り込まれた放射能による被曝の病理、ミンスク：ベラルーシ工大、(1999) 136

2) バンダジェフスキー Yu.I.：放射性セシウムと心臓（生態病理学的見解）、ミンスク、ベルラド、(2001) 62

3) バンダジェフスキー Yu.I.、マトチュウヒナ T.G.、ゼレンコ G.A：放射性セシウムが入った身体の心室の心筋の過度反応、集録：出生前後の発育過程への放射性核種の作用の形態機能の見解、ゴメリ、ゴメリ国立医大、(1998) 15-20

4) ベラルーシ共和国における保健：公的統計集、ミンスク、ベラルーシ共和国保健省ベラルーシ医学情報センター、(2000) 386

5) ジェラブレフ V.F.：放射性物質の毒物学、第2版、改訂補足、ミンスク、エネルゴアトムイズダート、(1990) 336

6) 取り込まれた放射性核種が身体に与える影響の臨床と実験による見解、バンダジェフスキー Yu.I.、レレビッチ V.V.、ストレンコ V.V. 他、Yu.I. バンダジェフスキー、V.V. レレビッチ編、ゴメリ、(1995) 152

7) ゴランツェワ N.E.、サゾントワ T.G.：物理的負荷への短期と長期の適応の際の心筋の筋質細網カルシウム輸送系の抵抗の変化、実験生物学と医学通報、(1998) No.1,40-44

8) ヒトロフ N.K.、パウコフ V.S.：ヒポクシンへの心臓の適応、モスクワ、医学、(1991) 240

9) メールソン F.Z.、心筋の一次ストレス損傷と心臓の不整脈症、第1部、心臓病学、(1933) No.4,50-59

10) ネポムニャーシチフ L.M.、極度のエコロジー作用の際の心筋の再組織、形態学、(1979) No.6,18-24

11) バンダジェフスキー Yu.I.、ペレプレトチコフ A.M.、ミシン A.V.：セシウム137取り込みの条件における子どもと大人の内臓の病理形態図、出生前後の発育過程への放射性核種の影響の形態機能所見、ゴメリ、国立ゴメリ医大、(1997) 11-22

12) バンダジェフスキー Yu.I.：放射性核種を取り込んだ身体の病理過程、ミンスク、

ベルラド、(2002) 142

2.3　セシウム137で汚染された地域に住んでいる子どもの心血管系の変化

1986年のチェルノブイリ事故の後、心血管病が絶えず増大している。子どもや若者にも現われ、セシウム137汚染地域の住民の高い死亡率の主因になっている [9,11,12,28,29,30,31]。

チェルノブイリ原発事故の被災地の住民に起きた事態を明らかにし、放射性物質、中でも食料から身体に入ったセシウム137に長年接してきたことを指摘すべきである [10]。

このことを考慮すると、人間の身体へのセシウム137取り込みと心血管系の障害発生との関係を取り上げるのが当然である。

1991～1999年にベラルーシ共和国ゴメリ医大の研究室によって、年齢とセシウム137体内蓄積量が異なる子どもの心血管系の状態の関係が研究された。

この子たちの選択は、大人の状態と違って、その年齢では、身体にマイナスの作用をする一連の要因（アルコール、ニコチン、現場の要因、その他）と接してない条件だった。それで、十分正確に、生命に重要な身体機能の状態に与える放射線の影響を求めることができる。

臨床、電気生理学、実験、放射線測定の研究を下記の子どもグループが受けた。

1：3～7歳の子ども（227人）、ゴメリ市（研究期間の土壌のセシウム137汚染レベル1～5Ci/km²）に居住。

2：6～8歳の子ども（78人）、ベトカ市（研究期間の土壌のセシウム137汚染レベル15～40Ci/km²）に居住。

3：7～16歳の子ども（55人）、スペチロビッチ村（研究期間の土壌のセシウム137汚染レベル15～40Ci/km²）に居住。

4：3～7歳の子ども（104人）、グロドノ市（研究期間の土壌のセシウム137汚染レベル1Ci/km²以下）に居住。第1対照グループ。

5：10～15歳の子ども（50人）、ミンスク市（研究期間の土壌のセシウム137汚染レベル1Ci/km²以下）に居住。第2対照グループ。

6：3～7歳の子ども（118人）、ジュロビン市（研究期間の土壌のセシウム137汚染レベル1Ci/km²以下）に居住。

7：生後14日から14月までの子ども（155人）とその母。ゴメリ市とゴメリ州の居住地に住み、ゴメリ州小児臨床病院で治療中。

8：18～20歳のゴメリ医大の学生（207人）、（研究期間の土壌のセシウム137汚染レベル1～5Ci/km²）。

グループNo.1～6に入る子どもは臨床で健康とされ、学校と幼稚園に通っていた。ゴメリ医大の学生（第8グループ）も研究のとき健康とされた。

これらのグループのすべての子どもで心電図法により心血管系の状態を12の項目について普通の方法で評価した。多くの場合に代謝の重要指数と血清中の酵素の活性を求めた。子どもの身体の放射性セシウム保有量はホールボディカウンターで求めた。研究結果を統計的に処理した [3,4,5,7,25,32]。

■研究結果

この研究で、放射性セシウムで汚染された地域に住んでいる子どもの身体にはセシウム137が蓄積していることが分かった。セシウム137は非汚染地居住の対照グループの子どもの身体にも見出された。

第2対照グループ（ミンスク市）だけは、研究された子ども50人のうち16人（32％）のみ、身体にセシウム137がまったくなかった。

体内にセシウム137がある実験グループの子と対照グループの子の心電図変化を記録した（**表2.3.1**）。

心電図変化の頻度と身体に取り込まれたセシウム137の量との比例関係が示された（**図2.3.1**）。

身体に放射性セシウムがない子どもは心電図変化（右脚ブロック）が19％であった。

セシウム137が15Ci/km²の汚染地に住み身体にセシウム137が80Bq/kg以上入っている子どもでは、80％以上の子に心電図変化が認められた。

発表された病理過程は性格により、次の3グループに分類できる：不整脈、心筋の酸化還元障害（再分極障害）、不整脈と酸化還元障害の組合せ。3歳以上の子どもは検査した子の全グループで不整脈がもっとも頻繁に記録された（**表2.3.2**）。不整脈の中では電気パルス伝導障害（脚ブロック）が主だった。

表 2.3.1　チェルノブイリゾーンの子どもの
セシウム 137 蓄積レベルと心電図変化の頻度

グループ名	身体の放射性セシウム保有量　ベクレル/kg	心電図変化の頻度　%
1. ゴメリ	30.32 ± 0.66	72.3
2. ベトカ	82.50 ± 7.32	86.8
3. スベチロビッチ	91.20 ± 7.68	94.4
4. グロドノ	29.74 ± 0.67	66.3
5. ミンスク	14.00 ± 1.46	64.0
ミンスク 1	0	18.8
ミンスク 2	20.50 ± 0.75	85.0
6. ジュロビン	不検出	55.9
7. 14 日から 14 月までの子ども	34.93 ± 3.30	88.1
その母	27.10 ± 2.80	80.3
8. 学生	25.98 ± 2.04	46.4

図 2.3.1　心電図変化の発生頻度と子どもの身体のセシウム 137 保有量の関係

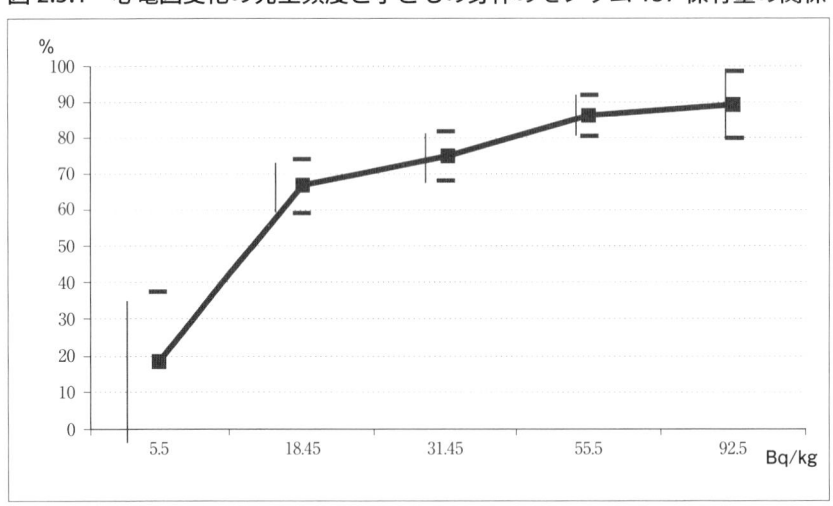

　放射性セシウムの体内蓄積の平均レベルが 91.20 ± 7.68Bq/kg のスベチロビッチ村の子どもでは、本質的な臨床徴候すなわち心臓の痛み、心音失声、聴診のときの収縮期雑音が診断された。この子どもグループの特質のうち、1 つの心電図で不整脈と酸化還元作用障害の組合せの場合は、この変化

表 2.3.2　各グループの心電図異常の頻度%
　　　　（研究したすべての場合に対して）

グループ	不整脈	代謝過程障害
ゴメリ市	49.8	22.5
スベチロビッチ村	72.7	36.4
ベトカ市	60.5	26.3
グロドノ市	39.4	26.9
ミンスク市	54.0	18.0
ジュロビン市	40.7	15.3

の個々の場合よりずっと高い放射性セシウム取り込み 165.10 ± 8.47Bq/kg であったことが特記される（不整脈の子は 84.61 ± 8.29Bq/kg）、$p < 0.05$ [25]。

　チェルノブイリ原発事故被災地に住んでいた乳幼児とその母では、代謝障害と不整脈の形の心電図変化がそれぞれ 98.1％と 90.3％であった。セシウム 137 の体内保有量の平均は、それぞれ 34.93 ± 3.30Bq/kg と 27.10 ± 2.80Bq/kg だった。子どもでは心筋の代謝障害が圧倒的で 96.3％だった（52.3％は単独で、41.3％は心室内伝導障害との組合せで）。電気パルスの心室内伝導の障害が 45.8％の子どもに認められた [5,7]。

　母親の心電図変化はやはり代謝障害と不整脈（自動性と伝導率の障害）を含んでいたが、不整脈の頻度は 79.3％、代謝障害は 61.3％だった。

　研究された子どもの 83.2％にカルシウム不足が認められ、39.5％の子どもにアラニナミントランスフェラーゼ、74.6％にはアスパルテートアミノトランスフェラーゼの活性の増大が明らかにされた。これは肝臓と心臓における代謝過程障害の証拠である [5]。

　この研究でセシウム 137 に対する母親・幼児系の感度が高いことが分かった。この際、年長の子どもと違って、ほとんどすべての新生児で、セシウム 137 を取り込むと、心筋の酸化還元作用の障害が起こっている。

　腸収着剤《ベロソルブ２》を５〜６日間この子どもたちに服用させたところ、セシウム 137 のレベルが 25.43 ± 2.54Bq/kg まで低下し（はじめのレベルは 34.93 ± 3.30Bq/kg）心筋の代謝障害の症例数が減少した [5]。

　得た結果は他の研究者の結果と一致している。それでは土壌の放射能汚染度が５〜20Ci/km²の地域に住んでいた１歳未満の子どもの 74.7％に明らかな

心電図変化が、複雑なリズム障害、心室コンプレックスの突起の変調の形で観察されている [13]。

ゴメリ州に住んでいる 18 ～ 20 歳の青年で放射性セシウムの体内保有量の平均が 25.98 ± 2.04Bq/kg のとき、心電図変化が 46.4％にあった。このときは心臓内伝導障害が多く、心電図変化の症例数の 42.5％で、代謝障害は 3.9％だった [4]。

多くの場合に（全観察数の 7.3％で）左心室の各領域（早期再分極症候群あり）の再分極過程障害がみられた。この状態は頻脈性不整脈が先行せずに心室の線維化を助長し、突然死の原因になる。この際、この人たちでは血漿のチロキシン含有量の増大が記録され、13.44 ± 0.01mmol/l であった（対照では 11.35 ± 0.26 mmol/l $p < 0.05$）。それで、イオンバランスを保障するミトコンドリアコンプレックスとエネルギーシステムへの作用によって心筋の機能障害へのこのホルモンの関与を推定できる。

心電図で不整脈の徴候をもつ人の血液中の甲状腺刺激ホルモン、トリヨードチロニン、チロキシン、コルチゾールの濃度は対照グループと相違がなかった [4]。

この研究が示したように、放射性セシウムで汚染された地域に住んでいた子どもでも、《きれいな》地域に住んでいる子どもでも、身体にセシウム 137 が入っている。この際、いずれも心電図変化の高い頻度（調査数の 50％）がみられている。

体内のセシウム 137 の量を求めた範囲で、心電図変化の明瞭な動向が示されている。体内のセシウム 137 の量が増すにつれて心臓活動障害の頻度が増している。この際、セシウム 137 の体内保有量が少なくても、上述の障害の高い頻度を引き起こす。しかし、セシウム 137 がないと、実際上障害が現われなくなる。

年齢が 3 歳以上の子どもではセシウム 137 の存在が、まず不整脈の出現に結びつく。乳児では不整脈の症例の高い頻度の他に、比較的少量の放射性セシウムが心筋の代謝作用の障害を発生させる。

私たちの見解では、この現象に主な役をしているのは遺伝性素因であって、これは心臓の伝導系の細胞のイオン交換過程を保障する対立遺伝子の機能不全（基本遺伝子と制御遺伝子の突然変異）が基である。この条件では身体の制御系（免疫、神経、内分泌）が残りの機能対立遺伝子の活性強化（刺激作

用）を利用して徴候を表現する。同時に細胞の遺伝装置の活性を制御する（刺激する）系の機能を抑制する外的要因が発病を招くことになる。このような要因に放射性セシウムも加わる。これは遺伝的欠陥がある条件では身体のエネルギープロセスを抑圧し、身体や系の機能を保障する制御作用を抑え、病理過程を発生させる。セシウム137は制御作用を妨げ、その結果、比較的低い濃度でも、子どもでは高頻度で心拍障害が発生する。子どもの体内のセシウム137の量が増すにつれて、心筋の酸化還元障害の頻度も増大する。この病理過程は体内のセシウム137の量と比例関係にある。

　幼児では体内のセシウム137が比較的少量（20〜30Bq/kg）でも、代謝系の脆弱と結びついて、心筋の酸化還元作用の障害を引き起こす。

　次のような見解に注目すべきである。子どもの体内のセシウム137の濃度が11〜26Bq/kgのとき、第1グループ（ゴメリ市）と第4グループ（グロドノ市）では心電図変化の頻度が約60％で、そのうち不整脈が約40％であった。体内の放射性核種の濃度の増大につれて、心電図変化の頻度は第1グループでは不整脈の数に現われ、第4グループでは酸化還元作用の障害の数に現われた（**図2.3.2、2.3.3**）。この際、心臓内電気パルス伝導障害の頻度は減少している [2,3]。

　このように、これらのグループで質的内容の異なる病理過程の数の増大がみられる。

　第1グループ（ゴメリ市）の心臓内伝導障害の子どもの数の増大は、心臓の伝導系を構成している細胞を含む心臓細胞の細胞質の膜の減極作用の重大な変化を示している。私たちの見解では、このことは細胞エネルギー装置の機序とその膜の障害に関係している。

　動物実験でセシウム137を身体や心筋に取り込ませると、心筋細胞のミトコンドリアの組織変化、ミトコンドリアエネルギーサイクルの機能障害、クレアチンフォスフォキナーゼの活性低下、異化作用の同化への転移を伴う形成交換の低下を招くことを立証できた [3,6]。こうして基本的な細胞エネルギーの源であるクレブスサイクルが障害される。

　このサイクルの他、細胞にはエネルギーを無酸素で得るグリコールサイクルもある。

　心筋細胞にはこのサイクルでできるATF（アデノジントリフォスファターゼ）が主として静電位形成と作動電位上昇の際の陽イオンポンプに利用さ

図 2.3.2　ゴメリ市とグロドノ市の子どもの心電図変化の頻度（%）

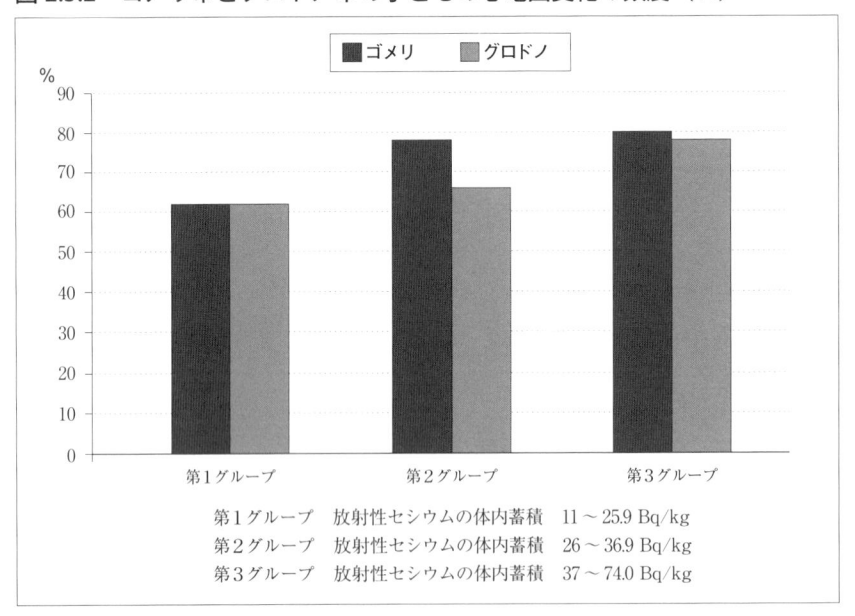

第1グループ　放射性セシウムの体内蓄積　11 〜 25.9 Bq/kg
第2グループ　放射性セシウムの体内蓄積　26 〜 36.9 Bq/kg
第3グループ　放射性セシウムの体内蓄積　37 〜 74.0 Bq/kg

図 2.3.3　ゴメリ市とグロドノ市の子どもの心臓内導電障害の頻度（%）

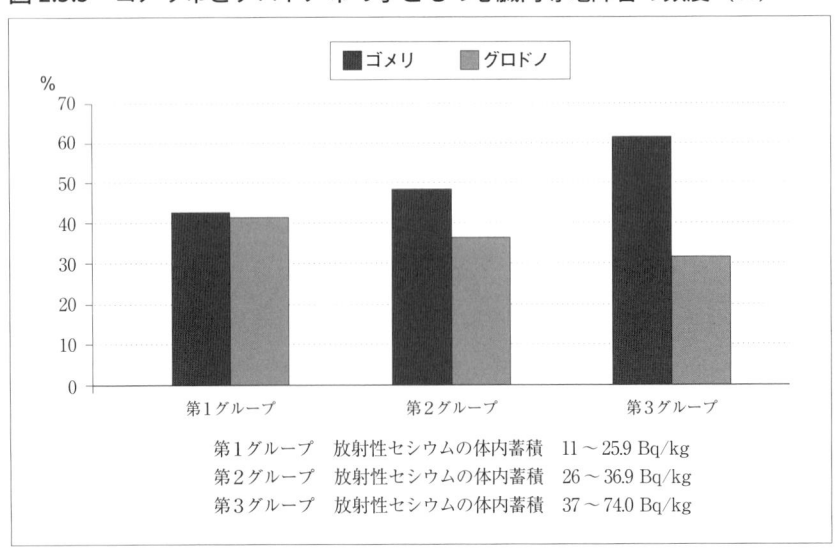

第1グループ　放射性セシウムの体内蓄積　11 〜 25.9 Bq/kg
第2グループ　放射性セシウムの体内蓄積　26 〜 36.9 Bq/kg
第3グループ　放射性セシウムの体内蓄積　37 〜 74.0 Bq/kg

れる。このエネルギー媒体の不足は作動電位を縮め、心拍障害を伴う。2つのエネルギーサイクルは互いに相補う。私たちの見解では、電気パルス伝導の障害発生は、2つのサイクルの損傷と結びついている。エコロジー的環境を分析するとチェルノブイリ原発事故被災地は鉛でひどく汚染されていることが注目される。

周知のように、チェルノブイリ原発の原子炉消火作業で、ヘリコプターから多量の鉛（2,400トンから6,720トンまで）[27]が投下され、その後、この物質で生物圏がひどく汚染されてしまった[30]。以後、ゴメリ州では麦類や飼料の鉛含有量が衛生基準の1.5〜3.2倍になった[15]。牛や馬の餌の鉛含有量が高く、その乳、筋線維、肝臓、腎臓の鉛含有量が増大している[15]。この地域に住んでいる子どもの血液の鉛含有量の上昇が明らかになった[17,21]。

第1グループの子どもはベラルーシ共和国の大きな産業中心のゴメリ市に住み、鉛を含むガソリンの排気や多くの工場の廃棄物の影響を受けていることに留意すべきである。体内に入った鉛は代謝の働きをいちじるしく阻害する。その毒作用は多くの反応と結びつき、カルシウムイオンが関与して、フリーラジカルを発生させ、多くの酵素の活性を抑える。鉛は血液細胞（赤血球）の嫌気エネルギーサイクルを障害し、溶血を引き起こし、これがステロイドホルモンとくに副腎皮膚ホルモン、コルチゾールの合成に関与する酵素チトクロム450の成分のポルフィリンの合成を損傷する[16]。このように鉛はセシウム137と共にエネルギー補償過程を障害し、生命に重要な臓器の細胞の死滅を助長する。

第1グループ（ゴメリ市）の子どもの血液中のコレステリンやコルチゾールのレベルが第4グループ（グロドノ市）の子どもに比べて低いことは（**図2.3.4、2.3.5**）、コルチコステロイドの代謝の重大な障害を証明し、鉛などの追加の重大要因の臓器への影響を間接的に確証している[14]。コルチゾールの低いレベルは一般に血液中のグルコースのレベルを低下させ（**図2.3.6**）、これが解糖エネルギーサイクルの機能を弱化させる。このエネルギーはNa-Kポンプすなわち心筋の細胞質膜のNa-Kアデノジントリフォスファターゼの働きを保障する[16,23]。

コルチゾールのレベルの低下は好気エネルギーサイクル（クレブスサイクル）の基本であるフリー脂肪酸生成の障害の原因になる[18]。

放射性セシウムと追加の外的要因（鉛など）との合併作用は甲状腺ホルモ

図 2.3.4　ゴメリ市とグロドノ市の子どもの血液の血清のコレステリン含有量 mmol/l（p＜0.001）

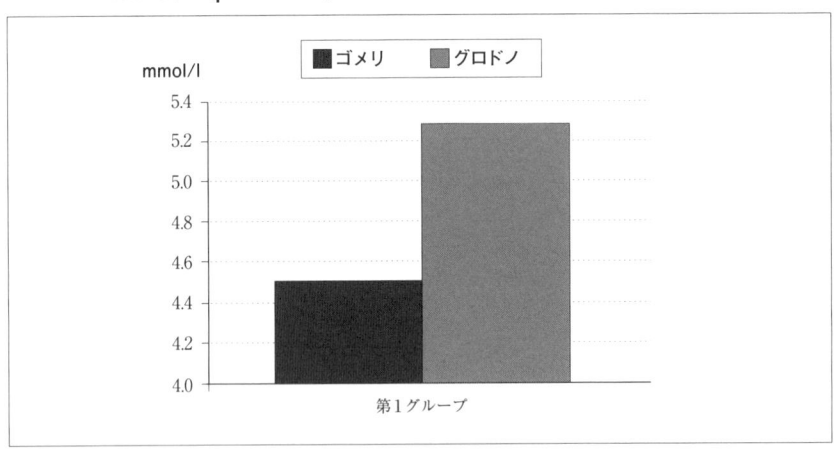

図 2.3.5　ゴメリ市とグロドノ市の子どもの血液の血清のコルチゾール含有量 mmol/l

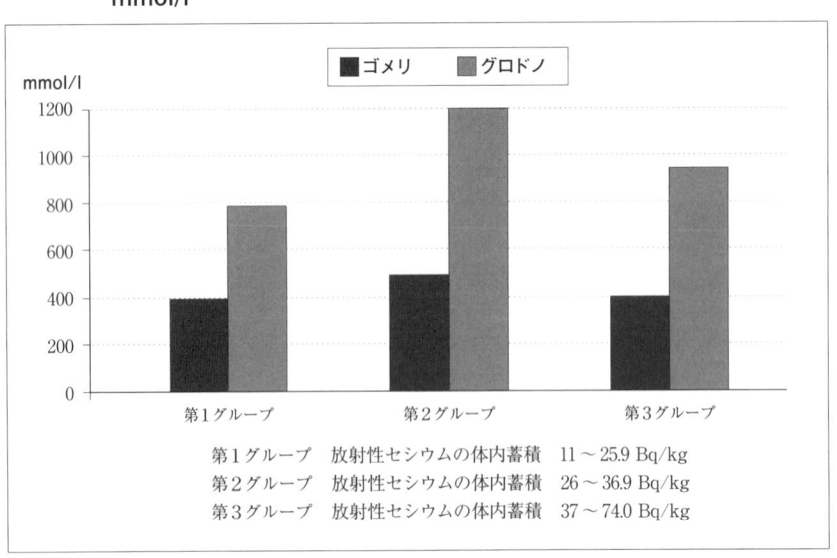

第1グループ　放射性セシウムの体内蓄積　11～25.9 Bq/kg
第2グループ　放射性セシウムの体内蓄積　26～36.9 Bq/kg
第3グループ　放射性セシウムの体内蓄積　37～74.0 Bq/kg

図 2.3.6　ゴメリ市とグロドノ市の子どもの血液の血清のグルコース含有量 mmol/l

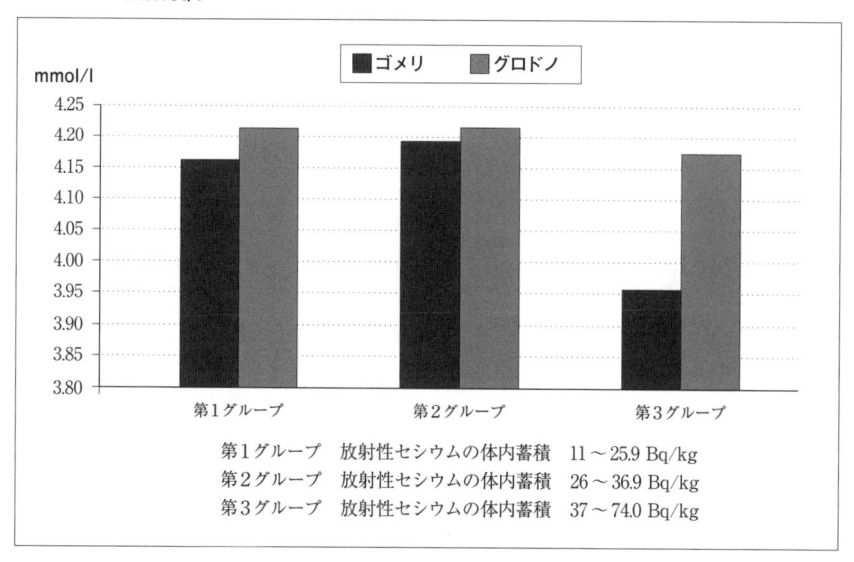

	ゴメリ	グロドノ
第1グループ	4.16	4.21
第2グループ	4.19	4.21
第3グループ	3.95	4.17

第1グループ　放射性セシウムの体内蓄積　11〜25.9 Bq/kg
第2グループ　放射性セシウムの体内蓄積　26〜36.9 Bq/kg
第3グループ　放射性セシウムの体内蓄積　37〜74.0 Bq/kg

ンの代謝への影響を通して心臓細胞のエネルギー保障過程を障害する。第1グループの子どもと第2グループの子どもで、甲状腺ホルモンＴ３とＴ４の保有量の確かな相違が記録された [3]。これはゴメリ市の子どもでＴ４からＴ３の形成に関する酵素系の障害を証明している（**図 2.3.7、2.3.8**）。

　このプロセスはセレンを含む酵素１型ディオジナーゼが関与して進行し、エネルギー消費を要する [14,24]。エネルギー不足はＴ３産生の低下と血液のＴ４含有量増大の条件を創る。Ｔ４はＴ３と違って甲状腺細胞に刺激的影響を与えるチレオトロープホルモンの産生を抑止できず、その増殖を引き起こす。甲状腺の機能亢進の状態が発生し、子どもの血液のカルシウムイオン含有量を増大させ（**図 2.3.9**）[3]、筋鞘、筋小胞体細網、ミトコンドリアのカルシウム依存アデノジントリフォスファターゼを活性化する。その結果、心筋がカルシウムイオンを激しく吸収する [19]。すると細胞のカルシウムイオンの過剰レベルが筋原線維の組織を解体する条件を創る [33]。細胞からのカルシウムイオン除去はやはり多量のエネルギーが必要なカルシウム依存アデノジントリフォスファターゼが行なうが、これはセシウム137と鉛の化合物が作用すると量不足になる。心筋はカルシウム過負荷になり筋原線維の過収縮

図 2.3.7　ゴメリ市とグロドノ市の子どもの血液の血清のチロキシン（T-4）
　　　　　含有量　nmol/l

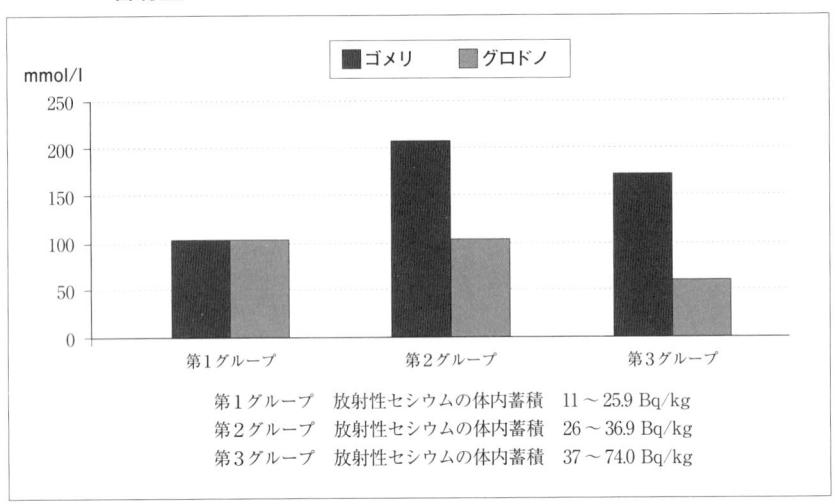

第1グループ　放射性セシウムの体内蓄積　11〜25.9 Bq/kg
第2グループ　放射性セシウムの体内蓄積　26〜36.9 Bq/kg
第3グループ　放射性セシウムの体内蓄積　37〜74.0 Bq/kg

図 2.3.8　ゴメリ市とグロドノ市の子どもの血液の血清の
　　　　　トリヨードチロニン（T-3）含有量　nmol/l

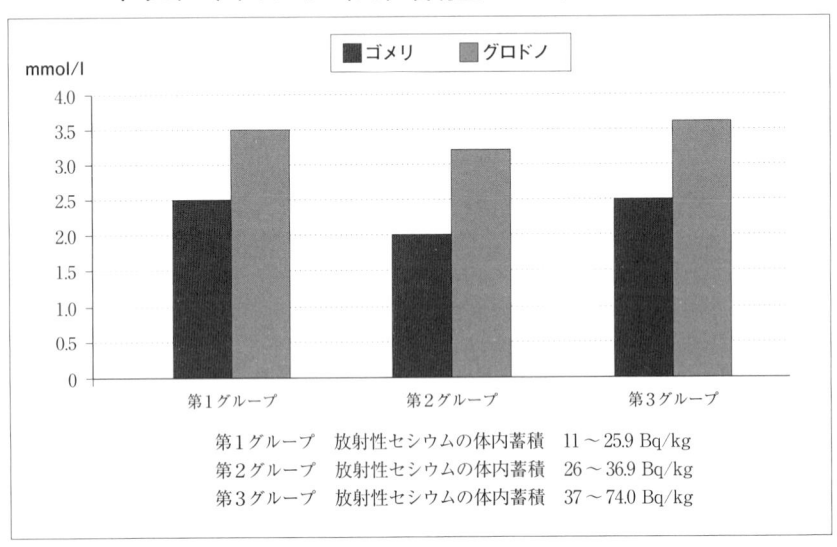

第1グループ　放射性セシウムの体内蓄積　11〜25.9 Bq/kg
第2グループ　放射性セシウムの体内蓄積　26〜36.9 Bq/kg
第3グループ　放射性セシウムの体内蓄積　37〜74.0 Bq/kg

図 2.3.9　ゴメリ市とグロドノ市の子どもの血液の血清のカルシウムイオン含有量　mmol/l (p < 0.001)

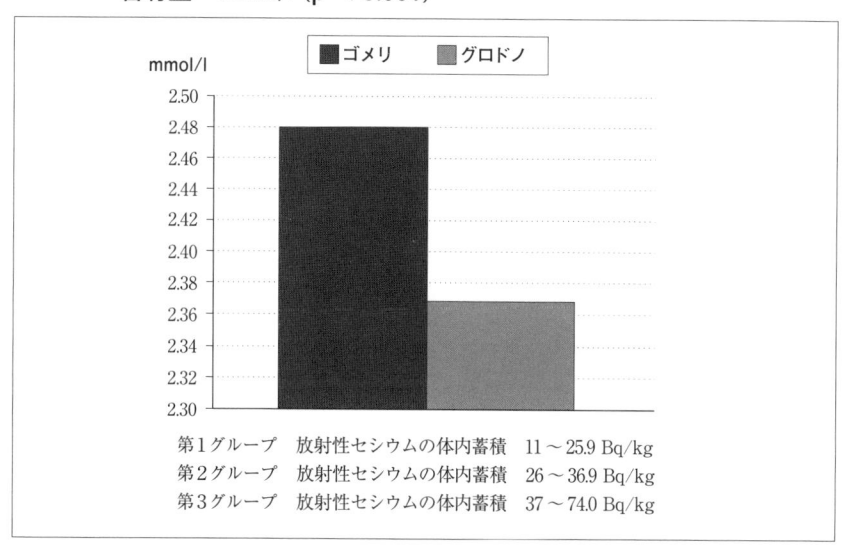

第1グループ　放射性セシウムの体内蓄積　11〜25.9 Bq/kg
第2グループ　放射性セシウムの体内蓄積　26〜36.9 Bq/kg
第3グループ　放射性セシウムの体内蓄積　37〜74.0 Bq/kg

のため心停止の原因になり得る。この状態を私たちはゴメリ州の住民の突然死で見た [1]。

　心筋のエネルギー不足は、代え難いアミノ酸アルギニンとメチオニンならびにグリシンから肝臓でクレアチンを産生する妨げにもなる。身体の細胞にクレアチンフォスフェートが形成され、これが細胞エネルギーの根源（ミトコンドリア）と細胞内小器官を結びつける。酵素のクレアチンフォスフォキナーゼによってフォスフェートグループの ADF 分子への転送がアデノジントリフォスフェートを形成して行なわれる。クレアチンフォスフォキナーゼのレベルは外部環境に対する身体の適応のレベルを反映する [22]。私たちは以前、実験動物で研究し、身体や心筋のセシウム 137 取り込みはクレアチンキナーゼコンプレックスの働きの障害やクレアチンフォスフォキナーゼの活性低下を助長することを示した [3]。その結果が、エネルギー担体形成の減少、合成作用の弱化、異化作用の強化である。心臓や肝臓の細胞における分解過程の反映がアラニンアミノトランスフェラーゼの活性の向上、血液の血清中のアルブミンのレベルの低下である（**図 2.3.10、2.3.11、2.3.12**）[3]。

　この状態から、種々の代謝要素に毒作用を与える物質の影響で全身の機能

が障害され得ることが認められる。チェルノブイリ原発事故の被災地の住民の場合は、4号炉の事故と爆発による長寿命のセシウム137の周囲への飛散を抑えるため、この炉に投下された鉛の影響である。

　成長する身体の心筋における代謝作用の障害と、取り込まれたセシウム137その他の放射性物質、ならびに鉛などの化学元素の長時間作用の結果発生する電気パルス伝導の障害との組合せが、将来への凶兆で、病理過程の形成を助け、死亡に至らせる。

　時が経ってもチェルノブイリ原発事故の被災地に住んでいる子どもの心血管系の機能障害の問題は減らなかった。2004年に行なわれたゴメリ州のサナトリウム《銀の鍵》で保養した11～12歳の子ども504人の総合的医学放射線測定の研究（バンダジェフスカヤ G.S.、バベンコ V.I.、エルコビッチ T.V.、ベルラド研究所）は、そのうち371人（73.6％）で心電図異常を示した。

　子どもたちのセシウム137保有量の平均は63.2±3.9Bq/kgであった。診察された子ども全員をセシウム137保有量によって3グループに分けた。第1グループは0～30Bq/kg（36人）、第2グループは31～70Bq/kg（196人）、第3グループは70Bq/kg以上（146人）である。心電図の変化は第1グループでは103人（63.2％）、第2グループは145人（74.4％）、第3グループは123人（84.3％）にあり、次のようだった。

1.　電気パルスの心臓内伝導の障害（ヒスのビームの右脚の非直線ブロック、第1度房室ブロック、P・Q間隔短縮症候群）と心臓収縮リズム障害（洞性結節の自動性障害：洞性頻脈、洞性徐脈、脈拍調整装置の移転、心房調律）。
2.　代謝作用（再分配作用）の障害。
3.　電気パルスの心臓内伝導の障害および心臓収縮リズムの障害と心筋の代謝作用の障害との組合せ。

　このように、この研究は子どもの身体のセシウム137保有量の増大につれて、その心電図異常の頻度が増すことを示した（**図2.3.13**）。

　心臓内伝導と脈拍の障害は第1グループでは95人（58.3％）、第2グループでは129人（66.2％）、第3グループでは97人（66.4％）だった。心筋の代謝作用（再分極作用）の障害はずっと少なく、第1グループでは14人（8.6％）、第2グループでは30人（15.4％）、第3グループでは38人（26.0％）だった。

図 2.3.10 ゴメリ市とグロドノ市の子どもの血液の血清の ALT 活性
　　　　 g/l（p < 0.001）

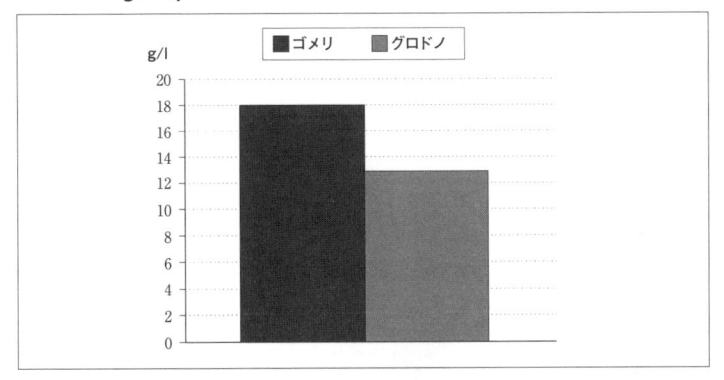

図 2.3.11 ゴメリ市とグロドノ市の子どもの血液の血清の AST 活性
　　　　 IU/l（p < 0.001）

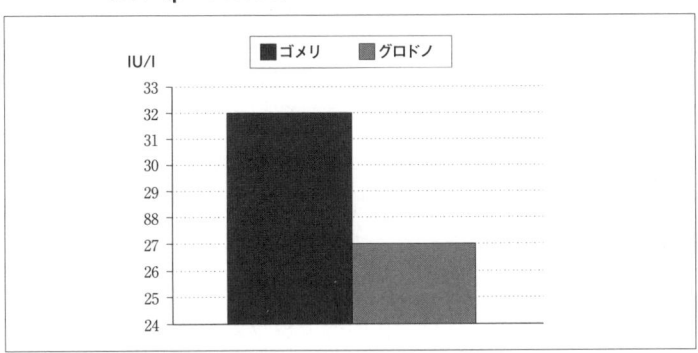

図 2.3.12 ゴメリ市とグロドノ市の子どもの血液の血清の
　　　　 アルブミン含有量　g/l（p < 0.001）

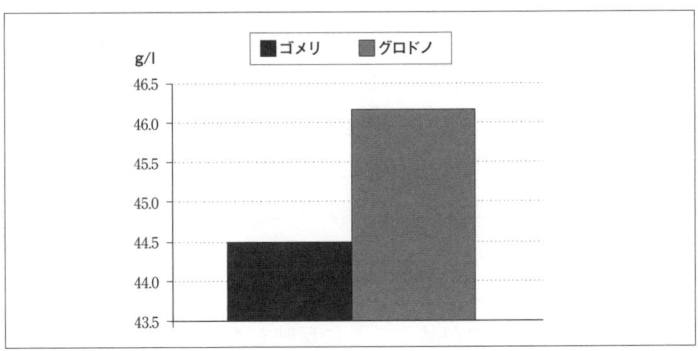

図 2.3.13 セシウム 137 が身体に入っている 2004 年のゴメリ州の子どもの心電図異常の動向

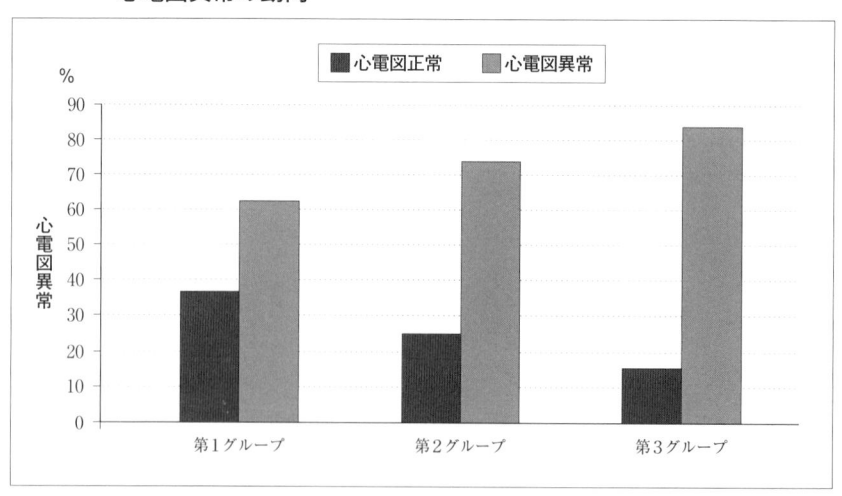

 このように心電図異常の頻度が増すのは、身体のセシウム 137 保有量の増大につれて心筋の再分極作用の障害の症例数が増すからである（**図 2.3.14**）。

 2004 年に得たチェルノブイリゾーンの子どもの調査結果を 1992 ～ 1994 年に行なったゴメリ市の子どもの調査結果と比較すると、次のように断定できる。前述の研究で子どもの体内のセシウム 137 の量と心電図異常の関係が明確になっている。しかし、2004 年に行なった研究では、この関係は再分極プロセスの障害で形成され、そのときは、体内のセシウム 137 の量の変化につれての伝導と心拍の障害の頻度の変化が実際上まったくない。グロドノ市の子どもの心電図調査で、1992 年にはじめて見出されたこの傾向 [3] は、第 2 部に示してある。同じ時期に調査したゴメリ市の子どもでは、心電図異常の頻度増大が、体内のセシウム 137 の量の増大につれて脈拍障害の症例数が増すことで得られた [3]。20 世紀の 90 年代にベラルーシ共和国の各地域の子どもの心電図異常の症例数が増した原因を以前に分析したが、チェルノブイリ原発事故の被災域の地球化学的状況の経時変化を指摘すべきである。過去 12 年間に食料中、したがって体内で、鉛のような毒物の含有量は減ったが、セシウム 137 についてはそう言えない。

 このことはセシウム 137 保有量の増大につれて心筋の電気パルス伝導の障害と結びつく心電図異常の症例数が減ることに反映した。同時に体内のセシ

図 2.3.14 2004 年のゴメリ州の子どものセシウム 137 体内保有量と
　　　　 心電図異常の動向

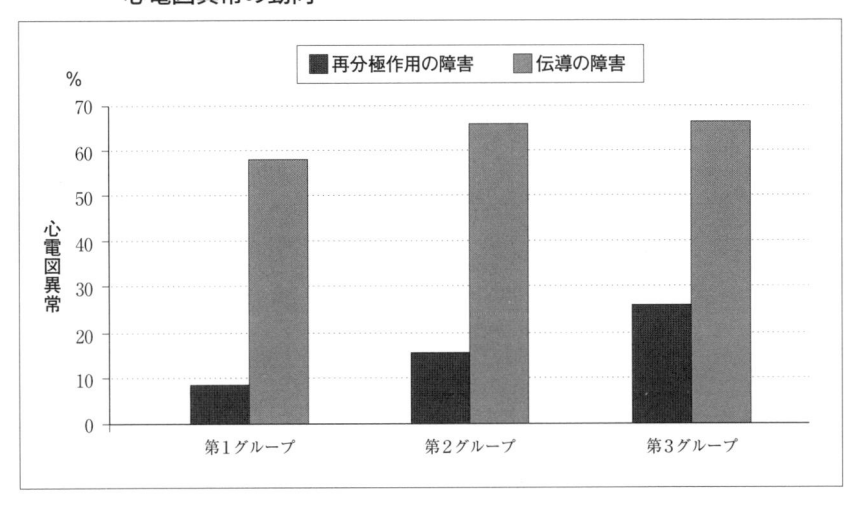

ウム 137 の量が同じでも心筋の再分極の障害の症例数の増大がみられ、概して心電図異常の頻度は同様であった。

　このように、子どもの体内へのセシウム 137 の取り込みは心電図異常を引き起こし、それは心筋の細胞の代謝障害を証明している。セシウム 137 と反代謝作用をもつ化学物質（鉛）が一緒に作用する場合には１つの病理過程が他の病理変化を起こし、心臓の伝導系を障害する。セシウム 137 の影響で心筋に発生する基本的病理過程は代謝作用の障害である。これが基になり、化学的生物学的物理的動因の影響で、他の複雑な病理過程が心血管系に発生し得る。これはセシウム 137 その他の放射性元素の多量の外部被曝や内部の放射能の作用にも関係し得る。

　チェルノブイリ原発事故で被災し、サナトリウム《ジュダノビッチ》で保養していたゴメリ州の郡に住む４歳から 15 歳までの子ども 88 人を対象とした 2006 年の調査（バンダジェフスカヤ G.S.、バベンコ V.I.、エルコビッチ T.V.、ベルラド研究所）では、79.61％（70 人）に心電図異常が見出された。この際、子どもたちの体内のセシウム 137 は 70.8 ± 37.5Bq/kg（29.4 〜 368.1Bq/kg）であった。前記の研究と同様に体内の放射性核種保有量によって２つのグループに分けた。第１グループは 29 〜 70Bq/kg（63 人）、第２グループは 70Bq/kg 以上（25 人）である。心電図異常は第１グループでは 47

2.3　セシウム 137 で汚染された地域に住んでいる子どもの心血管系の変化　91

人（74.6％）、第2グループでは23人（92.0％）に認められた。このように子どもの体内の放射性核種の量の増大につれて心電図異常の数が増すことを確認できる。

取り込まれた放射性核種のレベルが異なる子どもの脈圧状態を分析したときも、線量に関係する影響が現われた。体内に取り込まれた放射性核種の量の増大につれて脈圧の高い子どもの数が増大し、動脈高血圧症がセシウム137の汚染度15Ci/km²以上の地域に住んでいる子どもの41.6％で記録された[26]。この研究が示すように、さまざまな年齢の子どもの体内に取り込まれたセシウム137の量と、心電図法で記録された発生段階の病理過程の頻度に関係がある。

セシウム137の量の増大につれて心電図異常の数が増している。この際、比較的小さい取り込み量で脈拍障害が起こった子どもは、体内保有量が増すと心筋の病理障害の数が増した。

心電図法により、集団計画で、セシウム137の線量効果を表現できる。子どもの身体、とくに心筋への放射性物質の影響で、エネルギー的イオン的成形的な代謝の相互関係に障害が起こり、変性と類壊死に導く。

■心血管系に取り込まれたセシウム137の影響の原理的見解

1. セシウム137は子どもの身体に入ると、少量（体内濃度20〜50Bq/kg）でも心臓の伝導系に電気パルス伝導の障害の先天性素因を招く。

2. 体内のセシウム137の量の増大につれて電気パルス伝導の障害の頻度がいくらか増大する。同時に心筋の代謝障害の頻度が増す。そこで、この放射性核種の反代謝拮抗作用が現われる。

3. 心臓の組織成分のエネルギープロセスがいちじるしく抑圧され、外部内部の放射線被曝（セシウム137による）や化学物質（鉛など）の影響で心臓の伝導系に種々の電気パルス伝導障害が起こる。

チェルノブイリ事故の前でも後でも、放射性元素で汚染された地域の住民の心臓活動の状態に結びつく問題は極めて緊急なことを強調すべきである。

持続する慢性の放射性セシウム中毒の条件では成長中の身体の心血管系がもっとも傷つきやすい。

セシウム137の影響による病理過程は子どもの年齢で発達しはじめ、成年

になった住民の発病と死亡の高い頻度を引き起こす。これに関連して、チェルノブイリ原発事故の被災地では住民に潜在する病理の発現に対する処置のうち、まず心電図を利用し、放射性元素の体内保有量を必ず求めて、子どもの心血管系の状態の選別研究を行なう必要がある。

　こうして、取り込まれた放射性核種の心血管系への影響による発病の適時予防、必要なら治療とリハビリを実施できる。

[文献]

1) バンダジェフスキー Yu.I.：取り込まれた放射能による被曝の病理学、ミンスク、ベラルーシ国立工大、(1999) 136

2) バンダジェフスキー Yu.I.：放射性セシウムと心臓（病態生理学的見解）、ミンスク、"ベルラド"、(2001) 62

3) バンダジェフスキー Yu.I.、バンダジェフスカヤ G.S.：チェルノブイリ原発事故の結果環境に放出された放射性元素が心筋の状態に与える影響／著書：取り込まれた放射性核種が身体に与える影響の臨床と実験による見解、Yu.I. バンダジェフスキー、V.V. レレビッチ編、ゴメリ、(1995) 48-73

4) バンダジェフスキー Yu.I.、ミスポケビッチ I.I.：ゴメリ医大の学生の心臓活動の評価と物質代謝の一連の指数、集報、"出生前後の発育過程への放射性核種の作用の形態機能の見解"、ゴメリ、(1997) 46-49

5) バンダジェフスキー Yu.I.、バンダジェフスカヤ G.S.、ザリャンキナ A.I.：取り込まれた放射性核種と腸収着剤が作用する生後1年の小児の心血管系の状態、出生前後の発育過程への放射性核種の作用の形態機能の見解、ゴメリ医大集報、ゴメリ、(1997) 46-49

6) バンダジェフスキー Yu.I.、マチュウヒナ T.G.、ゼレンコ G.A：放射性セシウムが身体に入ったときの胃や心筋の過度の組織反応、集報、出生前後の発育過程への放射性核種の作用の形態機能の見解、ゴメリ、国立ゴメリ医大、(1998) 98

7) バンダジェフスキー Yu.I.、ザリャンキナ A.I.：養育の形に関係した生後1年の小児の身体の放射性核種保有量、出生前後の発育過程への放射性核種の作用の形態機能の見解、国立ゴメリ医大研究集報、ゴメリ、(1988) 13-14

8) Bandajevsky Yu.I. Bandazhevskaya G.S. Cardiomyopathies au cesium137. CARDINALE Paris,XY：8p40-42,Octobre 2003

9) ベラルーシ共和国における保健：公的統計集、ミンスク、ベラルーシ共和国保

健省ベラルーシ医学情報センター、(2000) 386

10) ネステレンコ V.B.：ベラルーシ、ウクライナ、ロシアに対するチェルノブイリ原発事故の規模と結果、ミンスク、権利と経済、(1996) 72

11) 2004 年のベラルーシ共和国保健省公的統計集

12) シドレンコ G.I.、心血管病の予防は現代医学の緊急課題、医学ニュース、(1999) N1-2,4-8

13) ツイブリスカヤ I.S.、スハノワ L.P.、スタロスチン V.M.、ミチューロワ L.B.：小線量の放射線が長期間作用する小児の心血管系機能状態と制御、母親と子ども、(1992) 32 巻 6 号　12-20

14) ガブリロフ V.A.、ザバロフスカヤ Z.V.：ネチレオイド病のときの無症状甲状腺機能低下症と低トリヨードチロニン症候群の診断、小児科学、(2001) 9 号　24-28

15) ゴロバツイ S.E.：農業経済系における重金属、共和国中央企業"土壌学と農業化学研究所"、ミンスク、(2002) 240

16) グレシ N.A.、ポリャコワ T.I.：人間の微小元素成分と健康の問題、NIKI、RMiE 集、ミンスク、(1997) 5-25

17) グレシ N.A.、アリンチン A.N.：ベラルーシの子どもの身体の微小元素成分の特質、NIKI、RMiE 集、ミンスク、(1997) 26-29

18) ダツエンコ Z.M.、ボルコフ G.L.：動物と人間の生化学、(ソ連科学アカデミー生化学研究所) (1997) 3 巻 13-22

19) クルイジャノフスキー G.N.：病理過程の発達の一般生物学の諸法則と基本機序、(2001) 6 巻 44-49

20) ネステレンコ V.B.：ベラルーシのチェルノブイリゾーンにおける住民の放射線モニタリングと彼らの食料品、シリーズ"チェルノブイリ惨事"情報誌 No.19、ミンスク、(2000) 85

21) ペトロワ T.I.、ポリャコワ T.I.、グレシ N.A. 他：子どもの血液の鉛含有量について、チェルノブイリ事故後 10 年、国際会議報告、ミンスク、(1996) 232

22) ロスルイ I.M.、アブラモフ S.V.、クロフスキー V.I. フェルメンテミヤ：適応機構か細胞崩壊の印か？、RAMN 通報、(2002) 8 号 3-9

23) ツイバネンコ A.Ya.、ジューコフ V.I.、ミャソエドフ V.V.、ザブゴロドニー I.V.：臨床生化学（医学生教材）、モスクワ、"トリアダ X"(2002) 504

24) 甲状腺、基礎的見解、A.I. クバルコ、S. 山下、ミンスク、長崎、(1998) 368

25) バンダジェフスカヤ G.S.：セシウム 137 汚染レベルが 15Ci/km² 以上の地域に住

んでいる子どもの心電図変化、チェルノブイリ：エコロジーと健康、(1996) No.3,7-8

26) 体内に取り込まれた放射性核種の組織的機能的効果、Yu.I. バンダジェフスキー教授編、ゴメリ、(1997) 15

27) チェルノブイリ惨事：原因と結果（専門家の結論）4部の3部、ベラルーシ共和国に対するチェルノブイリ原発事故の結果、V.B. ネステレンコ編、定住手段復活と安全な居住の国際共同体"SENMURV"統一専門家委員会（ミンスク、モスクワ、キエフ）、ミンスク、"スカルイナ"(1992) 207

28) ベラルーシ共和国の保健、公的統計集、ミンスク、(2006) 275

29) ベラルーシの保健と医学（電子、資源）、ベラルーシ共和国保健省統計、2008年12月、http：//stat.med/by

30) 2004-2005年のベラルーシ共和国の死亡率、公的統計集、ミンスク、(2005) 作成者：ベラルーシ共和国保健省、医学統計の方法と分析局、ミンスク、NMB大学、(2006) 181

31) ベラルーシ共和国における住民の健康状態と医療救済組織、ベラルーシ共和国保健省統計、2009年12月1日、http：//stat.med/by

32) バンダジェフスカヤ G.S.：放射性核種で汚染された郡に住んでいる子どもの心臓活動の状態、チェルノブイリ原発事故後汚染地域に住んでいる住民への放射能の影響の医学的見解、国際科学シンポジウム資料、ゴメリ、(1994) 27

33) ベルショワ T.V.、アルセニエワ E.N.、バカノフ M.I. 他：血液循環が不十分な子どもの循環ヌクレオチドとチレオイドホルモン、小児科学、(2002) No.4,16-18

2.4 体内に取り込まれたセシウム 137 が免疫系と造血系に与える影響

取り込まれた放射性核種が影響する免疫系の状態を評価するときは、まず身体の防護と統合の機能を考慮すべきである。防護機能を考慮するときは、文献データ [2,6] を参照し、免疫系の第一要素である食細胞の機能と、血清の免疫グロブリンのレベルを評価する研究を行なった。このため、セシウム 137 汚染レベルの異なる地域に住んでいる子どもと、土壌のセシウム 137 汚

染レベルが 40Ci/km²以上の郡から《きれいな》区域に２年前に移転した子どもを診察した。

　ゴメリ市（地域のセシウム 137 汚染レベル１〜５Ci/km²）に住んでいる３〜５歳まで、および６〜８歳までの子どもは、《きれいな》区域（グロドノ市）の子どもより中性好性白血球の食細胞活性や血清の IgA 含有レベルが極めて低く、IgM のレベルは高かった。IgG の含有量は両グループで相違がなかった。２年経って診察したとき、厳重管理域から《きれいな》区域に移転した子どもは白血球の食作用活性のレベルが対照の数値に相当し、超えてさえいることが注目される。ただしこの際、IgA の含有量は対照グループのレベルよりいちじるしく低い [7]。

　得た結果はチェルノブイリ原発事故の１年後に他の研究者が行なった研究の結果と一致している [1,8]。

　実験動物（白ラット）に放射性セシウムを餌で与えるか水溶液で摂取させた実験は、セシウム 137 を取り込むと血液中の全蛋白で主に $α1$ と $α2$ のグロブリンフラクション含有量が減少することを示した [3]。

　このような変化は放射性セシウムが内部外部から作用すると、免疫系の多くの要素が障害することを証明しており、私たちの見解では、結核（ベラルーシ共和国とくに被災郡では近年この蔓延がいちじるしい）、ウイルス性肝炎、急性呼吸器病のような多くの伝染病の発生を助長している。

　リンパ系列のすべての細胞のうちとくに高い放射線感受性を T サプレッサー群とその前駆物がもつことを指摘する必要がある [9]。

　セシウム 137 で汚染された地域に住んでいる子どもにおいて、免疫系の抑止要素の制圧が免疫の病理過程の進む根拠であって、そのうちアレルギーや自己免疫病は区別すべきである。このなかでは自己免疫チレオジットまたは橋本甲状腺腫に注意を払うべきである。この病気の増大がセシウム 137 で汚染された地域に住んでいる子どもで記録された [13]。

　汚染郡の子どもに、とくに牛乳の蛋白質のような平凡な抗原に反応してアレルギー反応が頻繁に起こることに注目すべきである [14]。

　1997 年にベトカ郡のスベチロビッチ村（土壌のセシウム 137 汚染レベル 15 〜 40Ci/km²、体内放射能平均 128.38 ± 13.38Bq/kg）の生徒の診断は 50％以上の場合に牛乳蛋白質への陽性および急陽性のアレルギー反応の存在を示し、柑橘類にもアレルギーがあった [4]。

私たちは、このような病理状態の発生を、免疫系自体にもこの系が加わる身体全体にも発生する制御関連の障害と結びつけている。それで、取り込まれたセシウム137が長期間影響するときは免疫系の統合機能を研究するのが当然である。

　免疫系の統合要素はその体液要素との相関関係でも、体液要素と他の身体との関連でも評価された。セシウム137の汚染レベルが1～5Ci/km²と15～40Ci/km²の地域に住み、体内にそれぞれ33.60 ± 0.12Bq/kgと28.38 ± 13.38Bq/kgを保有している子どもの血清中の免疫指数と代謝指数が研究された。対照グループ（放射性セシウム汚染レベル1Ci/km²以下）では29.60 ± 0.72Bq/kgであった [5,10]。

　放射性セシウムによる土壌汚染のレベルが最小の地域に住んでいる子ども（対照グループ）は血清の各クラスの免疫グロブリンとの間に正の相関、IgGとトリヨードチロニンの間に負の相関が記録されている。

　放射性セシウムによる土壌汚染のレベルが1～5Ci/km²の地域に住んでいる子どもでは、生化学指数の間の助変数相関が対照グループの子どもに比べて43％に減少し、IgA、IgMの濃度の間に相関関係がなく、IgG、IgAのレベルと甲状腺ホルモンの間に正の相関があり [5]、このことはチロキシンとトリヨードチロニンを結びつける能力を考えれば、甲状腺病の発病における免疫グロブリンの役割の増大を証明している [11]。この子どもたちのIgGとIgMの相関は、対照グループと違っていろいろな物質（尿素、ビルリビン、クレアチニン、尿酸、グルコース、カルシウム、アミロペプチダーゼ、アスパルタータムイノペプチダーゼ、アラニンアミオペプチダーゼ、アルブミン、ガンマグルタミントランスペプチダーゼ、フォスフェート、トリグリセリド）の代謝指数が急低下している。この結合の性格も変わった。対照グループでは負の方向を帯びるが、基本的には正で [10]、私たちの見解では、代謝過程の免疫系の体液因子制御の影響の低下を示している。

　放射性セシウムによる土壌汚染のレベルが15Ci/km²以上の地域に住み、体内の放射性セシウムが200Bq/kg以上の子どもは、体内保有量の増大につれて免疫グロブリン、ホルモン、代謝指数の相関関係がなくなり、コルチゾールの結合量が増大する。このことは免疫代謝の相互関係の性格への放射線因子の影響を証明している [5,10]。

　私たちの見解では、このような相関の変化は、取り込まれたセシウム137

は長期間絶えず作用して、子どもの身体の免疫系の適応過程に関与するだけでなく、頑強な病理過程の形成にも関与することを証明している。1991〜1998年にゴメリ医大の職員が行なった研究では、チェルノブイリ原発事故の被災域に住んでいる子どもと未成年者の体内放射性核種の量の増大につれて末梢血液中の赤血球の量が減少するが、ヘモグロビン含有量は対照のレベルよりはるかに高かった。また、主に棒状の好中球や単球から成る白血球の数の減少が認められた。同時にリンパ球の相対数が増大していた。セシウム137汚染レベルが40Ci/km²以上の郡から《きれいな》郡に避難した子どもは骨髄細胞発達の生理状態が回復している [12]。

［文献］

1) アクレーフ V.V.、コセンコ M.M.：チェルノブイリ原発の事故処理作業に参加した人びとのリンパ球の量的機能的細胞遺伝学的特性と若干の免疫指数、血液学と輸血学、(1991) No.8,24-26

2) バレバ L.S.、シピャギナ A.E.、テルレツカヤ R.N. 他：小児の発育組織と電離放射線、医療援助組織、ロシア医学誌 (1998) No.5,6-11

3) バンダジェフスキー Yu.I.：体内に取り込まれた放射性セシウムの医学的生物学的影響、ミンスク、"ベルラド"（2000）70

4) バンダジェフスキー Yu.I.、ベルネル A.I.、ブエフスカヤ I.V.、ツルポワ M.I.：ゴメリ州ベトカ郡スペチロビッチ村の子どもと未成年者のアレルギー作用の経過の特質、人間の伝染病理の現在の問題（伝染病学、ウイルス学、免疫学）：学術実地会議 BELNIIEM 1988年4月8-9日、ミンスク、(1998) 454-455

5) バンダジェフスキー Yu.I.：ポタポワ S.M. 放射性核種の体内蓄積量の異なる子どもの免疫の体液要素、ホルモン、物質代謝指数の相互関係の評価、人間の伝染病理の現在の問題、資料、学術実地会議、BELNIIEM 1998年4月8-9日、ミンスク、(1998) 374-378

6) イサエワ Z.G.、ムシイ M.Ya.、バツレビッチ M.I.、デフチャレンコ N.A.：チェルノブイリ原発事故域に居る子どもの免疫系の状態の間接的観察、チェルノブイリ原発事故の医学的結果の評価の総括、学術実地会議報告集、ウクライナ共和国保健省、キエフ、(1991) 92-93

7) 体内に取り込まれた放射性核種の影響の臨床と実験による見解、バンダジェフスキー Yu.I.、レレビッチ V.V.、ストレルコ V.V. 他、Yu.I. バンダジェフスキー、

V.V. レレビッチ編、ゴメリ、(1995) 152

8) コリャデンコ V.G.、ゴロフチェンコ D.Ya、ロマネンコ A.B.：有害な放射線環境の地方に居る患者の免疫状態、チェルノブイリ原発事故の医学的結果の評価の総括、共和国学術実技会議報告集、ウクライナ共和国保健省、キエフ、(1991) 107-108

9) コミサレンコ V.G.、ズベルコワ A.S.：チェルノブイリ原発事故の後のキエフの住民の細胞関連免疫の特質、人間の免疫状態と放射線、ゴメリ、1991 年 9 月、全ソ連科学会議、モスクワ、(1991) 158-164

10) ポタポワ S.M.、バンダジェフスキー Yu.I.：汚染地域に住んでいる子どもの適応状態の評価における免疫代謝パラメーターの相関、現代医学における新技術、会議資料、ミンスク、(1998) 158-164

11) スビリドフ O.E.、エルモレンコ M.N.、カルムイザ E.I.：人間の正常な免疫グロブリンの軽重結合の役割について、およびチレオイドホルモンの結合、免疫学、(1992) No.5,14-17

12) 体内に取り込まれた放射性核種の組織的機能的効果、Y.I. バンダジェフスキー教授編、ゴメリ、(1997) 153

13) フマラ I.M.、アスタホワ L.N.：自己免疫チレオジット、子どもの甲状腺：チェルノブイリの結果、L.N. アスタホワ教授編、ミンスク、(1996) 157-167

14) バンダジェフスキー Yu.I.、カビトノワ E.K.、チロヤン E.N.：放射性核種で汚染された地域の子どもの牛乳蛋白アレルギー現象と血液中のコルチゾールのレベル、免疫学とアレルギー学の当面の問題、ベラルーシ免疫学とアレルギー学協会、グロドノ、(1995) 111

2.5 セシウム 137 で汚染された地域に住んでいる子どもの視覚器官の病態

視覚器官は電離放射線の作用にもっとも敏感な器官の 1 つである [2,4]。チェルノブイリ原発事故処理作業者には視覚器官の障害が起こることが分かっている。とくに、この人たちに増えている退縮白内障とマクロジストロフィーのリスクの主な要因は、年齢、リスク下にある時間、被曝線量である [6,7,8]。

1986 年のチェルノブイリ原発事故の被災地に住んでいる人びとの水晶体の

障害について情報がある [3]。

　放射性元素で汚染された地域に住むと、子どもでも視覚器官の病理発生が助長される。とくに、ベラルーシ共和国ゴメリ州ベトカ郡の7歳から16歳までの子ども1,289人の眼科診察の際 [5]、セシウム137汚染レベル15～40Ci/km²の地域に住んでいる子どもに、視覚器官の病理変化が極めて高い頻度でみられた（90％以上）。視覚器官の病理過程のうちもっとも多いのは白内障だった。体内のセシウム137濃度が50Bq/kg以上の子どもは白内障が22％だった [5]。子どもの体内のセシウム137濃度と白内障の頻度との比例関係が発表された（**図2.5.1**）。

　白内障の他、診察された子どもで水晶体の破損、サイクロステニヤ、屈折異常の形の視覚装置の形態機能障害が記録された。診察された多くの子どもで、体内にセシウム137があると心電図異常が記録されたが、これは心筋細胞における生物物理学的過程や代謝過程の深刻な障害を証明している [1]。

　得たデータは子どもの視覚器官の病理状態の発生と体内に取り込まれたセシウム137の間に密接な関係があることを証明している。

[文献]

1) バンダジェフスカヤ G.S.：セシウム137汚染レベルが15Ci/km²以上の地域に住んでいる子どもの心電図変化、チェルノブイリ：エコロジーと健康、（1996）No.3,7-8

2) ロブコ P.I.、ステパノワ I.P.：多線量の電離放射線が視神経の発達と構造に与える影響、ベラルーシの保健、（1990）No.10,29-31

3) マデキン A.S.：放射性核種で汚染された地域に住んでいる人の水晶体の状態、ベラルーシの保健、（1991）No.4,11-12

4) モスカレフ Yu.I.：電離放射線の間接的結果、モスクワ、医学、（1991）464

5) バンダジェフスキー Yu.I.、クリレンコ A.N.：放射性核種で汚染された地域に住んでいる子どもの視覚器官の状態、体内に取り込まれた放射性核種の組織的効果、Yu.I.バンダジェフスキー編、ゴメリ、（1997）111-118

6) フェディルコ P.A.：チェルノブイリ事故で被災した人の視覚の状態、眼科雑誌、（1994）No.2,98-100

7) フェディルコ P.A.：電離放射線が目に与える影響、オフタリモル誌、（1995）No.5-6,325-331

図 2.5.1　ゴメリ州ベトカ郡の子どもの体内セシウム137のレベル（Bq/kg）による白内障の動向 [9]

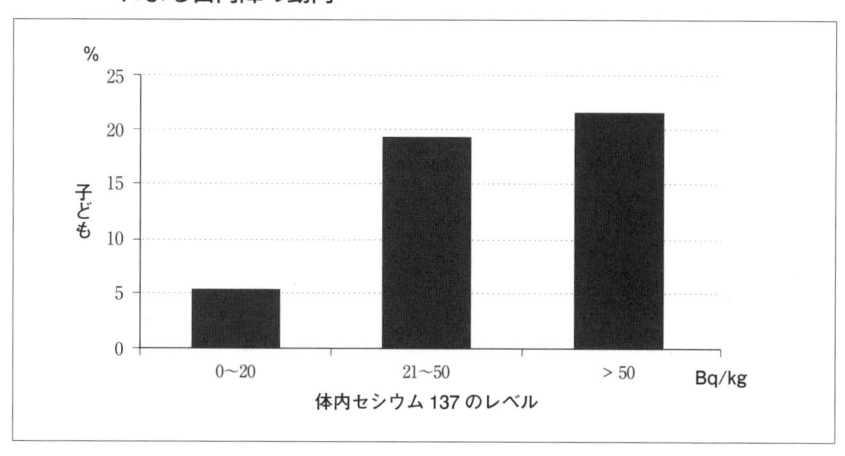

8) フェディルコ P.A.：チェルノブイリ事故の結果としての放射線白内障、科学研究誌、(2000) No.2,46-48
9) バンダジェフスキー Yu.I.：体内に取り込まれた放射能による被曝の病態、ミンスク、ベラルーシ国立工大、(1999) 136

2.6　セシウム137を取り込んだ女性の生殖系、妊娠経過、胎児の発育

　1997年からベラルーシ共和国の死亡率は出生率を超えはじめ、住民の自然増はマイナスの値で、1999年は -4.9％、2002年は -5.9％、2003年は -5.5％になった [19,26,27]。
　この15年間に先天性奇形の子どもの出生数が増えた [29]。放射線が影響する地域に住んでいる子どもの心臓活動障害が増えていることに注目すべきである [1]。
　私たちの見解では、この状態の主な原因の1つは、放射性元素、とくにセシウム137が女性の生殖系や子宮内発育中の胎児に与える影響である。
　体内に取り込まれた放射性セシウムの影響を受けた胎児の子宮内発育の病

理状態を考えると、まず女性の生殖系の状態に触れる必要がある。放射性元素で汚染された地域に住んでいる生殖年齢の女性の健康状態を評価すると、体内のセシウム137の濃度が40Bq/kg以上のときは月経周期の各位相でホルモン環境の反転が起こり、これが月経周期の位相を障害している。プロゲストロンのレベルの上昇とエストラジオールのレベルの低下が月経周期の前半で、プロゲストロンのレベルの低下とエストラジオールのレベルの上昇が後半で記録された [10]。

体内のセシウム137の濃度が50Bq/kg以上の若い女性で血液中のエストロゲンとテストステロンの高い含有量が記録されている。彼女たち6人に1人は周期的排卵がなかった [32]。放射性核種が長期間作用する条件下に住んでいた女子は（居住地のセシウム137汚染レベル15〜40Ci/km²）性器発達の遅滞、2次性徴発達の減速（診察数の37％）、月経周期の障害（診察数の81％）が起こった。39％の女子で下垂体の性腺刺激機能の障害、31.5％の症例でグルココルチコイドホルモンの生合成の障害が認められた [18]。

実験動物の身体に餌でセシウム137を入れた実験で臨床観察を確かめた [10]。

提出された結果は、女性の身体の内分泌系の深刻な不調、その結果の生殖機能障害を証明し、これが、私たちの見解では、セシウム137で汚染された地域の出生率低下の原因の1つである。

2.1に示したように、妊娠のときは特別な生理状態で、セシウム137が消化器官で激しく吸収される [4,6,22,30]。母—胎児系のセシウム137取り込みは本質的なホルモン変化に導く。子宮の放射性セシウム含有量の増大につれて、胎児の血液中のエストラジオール量は確実に減少し、テストステロンのレベルは高くなる [12]。母親の血清には、この際、コルチゾールが確実に増加するが、胎児ではこのホルモンのレベルが低下している（**図2.6.1**）。

セシウム137を取り込んだときに発生する小児の内分泌状態の前述の変化は、性発達や出生後の外部条件への適応の障害の主な原因の1つであって、成長した身体の多くの病気の基礎になっている。

胎児発育の病理に顕著な役をなし得るのが、内分泌と免疫制御の機能を障害した胎盤の組織成分の損傷である。この放射性核種を妊娠末期までに100Bq/kg以上取り込むと、胎盤の組織で中間と末端の絨毛の数が減少し、その表面に細胞栄養芽層がいちじるしく蓄積形成される [12]。こうして胎盤は胎児の組織にセシウム137が入るのを抑制し、本質的な障壁になっている。

図 2.6.1　実験グループと対照グループの母親と胎児の血液の
　　　　　コルチゾール含有量

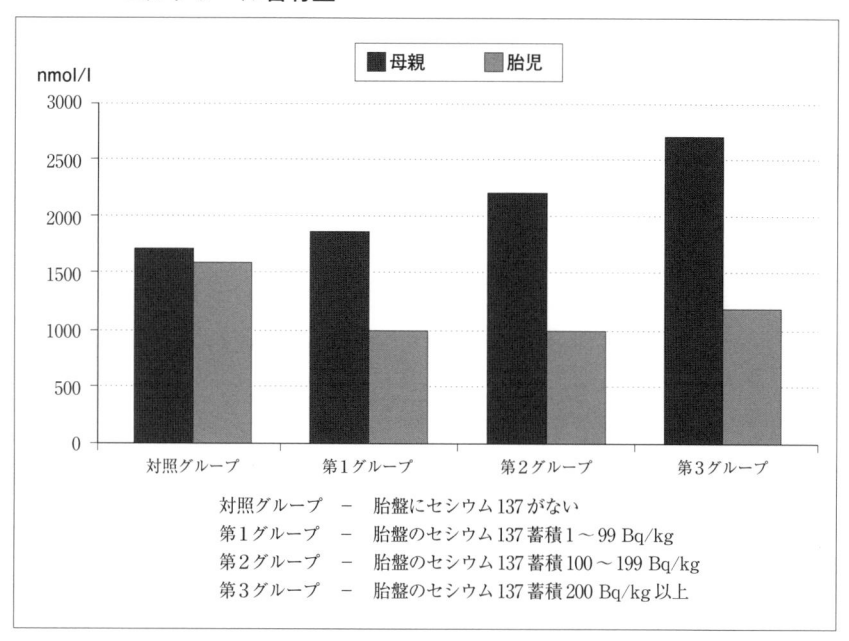

	対照グループ	第1グループ	第2グループ	第3グループ
対照グループ	—	胎盤にセシウム137がない		
第1グループ	—	胎盤のセシウム137蓄積1～99 Bq/kg		
第2グループ	—	胎盤のセシウム137蓄積100～199 Bq/kg		
第3グループ	—	胎盤のセシウム137蓄積200 Bq/kg以上		

　放射性セシウムはその組織の血管網（細動脈と毛細血管）や栄養芽層の細胞と相互作用をし、組織と代謝の本質的変化を引き起こし、補償適応の性格をかなり帯びる。

　胎盤の障壁が何かの原因で無効なときは、放射性核種が胎児の組織に入り、それを障害し、多くの場合、先天性奇形を引き起こす。

　ゴメリ州の病院で医療指示で中絶した妊娠15週から25週までの先天性奇形の胎児と胎盤の放射線測定は、その中にセシウム137があることを示した。胎盤のこの放射性核種の含有量は胎児よりも高く、平均はそれぞれ 61.50 ± 13.50Bq/kg と 124.40 ± 3.20Bq/kg であった。中枢神経系の先天性奇形の胎児では、胎盤の放射性セシウム含有量がさらに大きく 85.40 ± 32.70Bq/kg であった [14]。セシウム137のいちじるしい蓄積が出生後1日で死亡したゴメリ州の子どもの内臓で記録された [5,8]。放射能汚染域に住んでいる母親の胎児の肺の組織で放射性セシウムの存在が記録された [31]。

　体内に取り込まれたときセシウム137は、性細胞も含めて突然変異を促し、

また、合成作用を抑制し得ることを考えれば、奇形発生にこれが関与することを、まったく根拠をもって推定できる。このことは何よりも統計データが確証している。

チェルノブイリ事故の後にベラルーシ全体で奇形の数が増大した。大概が多数成長障害、四肢退化障害、多指症すなわち優性突然変異 DE NOVO の頻度の増大と関連している。1987〜1998年生れの子どもの先天性奇形の頻度を分析し、汚染レベル 15Ci/km² の郡では対照郡に比べて頻度がずっと多いことを示した [24,25]。

中枢神経系、頭骨顔面部、心臓、多因子奇形グループ関係の先天性奇形の数が増した [14,21]。これらは特定の遺伝欠陥の存在と誘発性外部環境因子の影響で発生する [23]。

シリアンハムスターを使った動物実験では、妊娠期間中に母親の身体にセシウム 137 を入れたら、多因子奇形の数が多くなった（**図 2.6.2**）。私たちの見解では、放射性セシウムによる奇形の誘発は、この動物のゲノムの特質と関係している。個体発生過程に関与しない遺伝子が特定数あると、安定な遺伝系をもっている白ラットと違って、外的環境因子の影響で傷つきやすい [6]。

私たちの見解では、各対立遺伝子の特定数の機能の形の強度余裕がゲノムに十分にないと、出産前発育過程へのセシウム 137 の干渉が先天性奇形を形成させる。この際、この放射性核種の線量は必ず高いとは限らず、その作用は、私たちの見解では、何よりも、母親と胎児の間の制御連係の破壊に向けられ [3]、これには前述のゲノム欠損の条件における胎児組織の合成過程と分化の所要速度を維持する免疫系と内分泌系の関与が含まれる。この条件ではまず、催奇終末期が持続する解剖学的に形成困難な期間〜胚形成の臨界期（種々の催奇作用にもっとも敏感な期間）をもつ器官である心臓、目、中枢神経系、硬口蓋、外部性器が障害される。人間集団における遺伝欠陥の頻度が年々増大していることを考えれば、母―胎児系に取り込まれたセシウム 137 の奇形誘導源としての重度は増大している。同時にこの放射性核種はそれ自身、人間や動物の細胞のゲノムの突然変異の源である。

このことはベラルーシ共和国保健省先天性遺伝性罹病研究所で行なわれた発生起源研究の結果を追認している。セシウム 137 で汚染されたゴメリ州の郡からミンスク市に移住した子どもは、7〜8年経つと抹消血液のリンパ球にいわゆる放射線影響不安定誘導質の形で染色体変性種の頻度の増大がみら

図 2.6.2

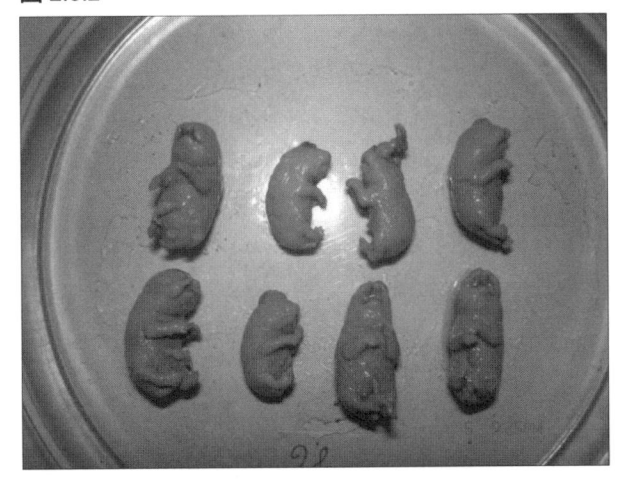

妊娠 15 日のシリアンハムスターの胎児。母親の体内のセシウム 137 濃度 99 Bq/kg。先天性奇形は上歯と硬口蓋の両側裂断、脱脳、外傷性脳ヘルニヤ。ブエン液固定 [6,33]

れた [28]。実験研究で雄ラットに 27kBq/g のセシウム 137 を 1 回経口投与すると、210 〜 230 日経って性細胞の一価と断片の染色体が統計的にいちじるしく増大した。この動物を元のままの雌と交配させたところ、子宮内の（着床前と着床後の）仔の死亡が増大している [15]。

類似の結果がチェルノブイリとキエフの飼養場の二世 CC57W/MY ラインの雌マウスの生殖機能の研究で得られた。チェルノブイリの雌を元のままの雄と交配させたとき、一腹の仔の数の 20 〜 30％の低減と、仔の着床前死亡数の増大が認められた [20]。

チェルノブイリ原発の 30 キロゾーンにいつも居たラットの仔では、間質失や他の二衝撃異常：二動原体、環状、転座の形の骨髄細胞染色体の組織障害の高い頻度が記録されている [20]。実験マウスの雄を放射性核種で汚染された地域で育てた餌で飼育すると、セシウム 137 の体内濃度が 853Bq/kg と 1103Bq/kg になり、性細胞と骨髄細胞の染色体とゲノムの突然変異のレベルが高まった [16,17]。

私たちの実験で、セシウム 137 の体内取り込みは白ラットでは母親の粘膜への着床の段階で胎児の死亡、大部分の骨格の骨化発育不全の形の骨格系病理変化、新生動物の内臓の細胞の変性と類壊死変化の形で、胚形成過程の本質的障害に導く [9]。放射性セシウムは発育中の胎児の臓器の原基の栄養を障害し、胎児の細胞の代謝過程に直接作用し、または、（そして）胎盤を障害する。

この際、骨の原基の栄養の増殖過程の激しさが低下し、発育不全に導く。母ー胎児系の組織でセシウム137の取り込みがつねに増大する条件では代謝過程の激しさが低下し、発育不全に導く。母ー胎児系への組織でセシウム137の取り込みがつねに増大する条件では、代謝過程の累進的増悪が起こり、その際、胚形成の後期に形成される骨原基（下肢の骨帯）は以前に形成されていた原基（上肢骨）より多く障害される。この効果はオクシチアミンの抗代謝によるビタミンB１欠乏症の模擬で発表されたのと類似している [2]。

　胎児発育の期間では放射性セシウムが作用しても、ひどい発育障害は起こらない。しかし、心臓、腎臓、肝臓、甲状腺、その他の臓器に損傷を与えている [5,6]。

　授乳年齢の子どもにセシウム137が入る主な経路は母乳または、保育用の乳製品である。母の身体はセシウム137がなくなり、体内濃度が低下するが、同時に乳児の身体では増大する [13]。

　成長している身体の細胞の脆弱なエネルギー系はセシウム137の影響をとくに強く受ける。

　免疫系の内分泌状態が抑圧されて増える病気、何よりも伝染病が子どもの身体の障害の真の原因（取り込まれた放射性セシウムの作用）を覆い隠している。

　そのため、親が放射能汚染地に住んでいたか、またはそこに住んでいる新生児に発生した病理過程を正しく診断するには、子どもと母親の放射線測定を行ない、体内に取り込まれた放射性セシウムを明らかにする必要がある。

　病原と発病の診断を行ない、その結果として正しい治療を行なうため、取り込まれた放射性核種症候群の変種の１つとして、母ー胎児系への長寿命放射性核種セシウム137の影響による実際の胎児と新生児の放射線毒性症候群を認識すべきである [4,6]。これで多くの病気の診断と治療の誤りを避けることができる。

[文献]

1) バンダジェフスカヤ G.S.：放射性核種で汚染された地域に住んでいる子どもの心臓活動の状態、チェルノブイリ原発事故後の汚染地住民への放射能の影響の医学的見解：国際学術会議資料、(1994) 27

2) バンダジェフスキー Yu.I.：B1ビタミン不足の実験条件における白ラットと金ハ

ムスターの胎児の骨格系形成、解剖学、組織学、胎生学の記録、(1984) No.2,88-91

3) バンダジェフスキー Yu.I.：個体発生の免疫制御、ゴメリ国立医大、ゴメリ、(1994) 50

4) バンダジェフスキー Yu.I.：取り込まれた放射能による病態生理学、ゴメリ、ゴメリ国立医大、(1997) 104

5) バンダジェフスキー Yu.I.：取り込まれた放射能による病理学、ミンスク、ベラルーシ国立工大、(1999) 136

6) バンダジェフスキー Yu.I.：放射性セシウムと胎児の子宮内発育、ミンスク、"ベルラド"(2001) 54

7) バンダジェフスキー Yu.I.：放射性核種取り込みの際の身体の病理過程、ミンスク、"ベルラド"(2002) 142

8) Bandazhevsky Yu.I. Chronic Cs137 incorporation in children's organs.Swiss. Med. Weekly 133：pp.488-490 (2003)

9) バンダジェフスキー Yu.I、ウゴーリニク T.S.、ブエフスカヤ I.V.：妊娠期に餌から放射性核種を入れた白ラットの出産前後の指数、ベラルーシ保健省、(1993) No.9,11-14

10) バンダジェフスキー Yu.I.、アントノワ Yu.V.：放射性核種の作用条件における女性の身体の生殖系の状態、バンダジェフスキー Yu.I.、レレビッチ V.V.、ストレルコ V.V. 他、身体に取り込まれた放射性核種の影響の臨床と実験による見解（バンダジェフスキー Yu.I.、レレビッチ V.V. 編）、ゴメリ、(1995) 2章、24-34

11) バンダジェフスキー Yu.I.、カピトノワ E.K.、トロヤン E.N.：放射性核種で汚染された地域の子どもの牛乳蛋白へのアレルギー現象と血液中のコルチゾールのレベル、免疫学とアレルギー学の当面の問題、ベラルーシ免疫とアレルギー学会第3回報告集、グロドノ、(1995) 111

12) バンダジェフスキー Yu.I.、ブベデンスキー D.V.、ラクダス E.L.：放射性核種取り込みの条件における母・胎盤・胎児系、体内に取り込まれた放射性核種の組織的機能的効果、Yu.I. バンダジェフスキー教授編、ゴメリ、(1997) 119-141

13) バンダジェフスキー Yu.I.、サリャンキナ A.I.：養育法による生後1年の子どもの身体の放射性核種保有量、産前産後の生育過程での放射性核種の作用の形態機能の見解、ゴメリ国立医大研究報告集、ゴメリ、ゴメリ国立医大、(1988) 26-31

14) バンダジェフスキー Yu.I.、ペレプレトチコフ A.M.、ミシン A.V.：医学的遺伝学的指標によって妊娠中絶した胎児の形態学的放射線学的特性、産前産後の生育過

程への放射性核種の作用の形態機能的見解、研究報告集、ゴメリ、ゴメリ国立医大、(1998) 13-14

15) ベツフ V.A.、マラホフスキー N.N.：ラットの内部均一のセシウム 137 と局部レントゲン照射の遺伝的効果の比較評価、放射線生物学、(1991) 3 巻 3 号、302-310

16) ゴンチャロワ R.I.、リャボコニ N.I.：放射性核種で汚染された地域で飼われた実験マウスの染色体変性と精子異常の頻度、ベラルーシ科学アカデミー報告、(1995) 39 巻 6 号 75-80

17) ゴンチャロワ R.I.、リャボコニ N.I.：放射線汚染地域で飼われた実験マウスの性細胞における細胞遺伝学的障害の種々の形式の頻度、ベラルーシ科学アカデミー報告、(1995) 39 巻 6 号 75-80

18) ドウダ V.I.、ドウダ I.V.、スシコ V.Ya、クラガ O.K.：放射線レベルの高い地域に住んでいる女子の性成熟の特質、ベラルーシ医学の業績、3 号 (1998)

19) ベラルーシ共和国における保健：公的統計集、ミンスク、ベラルーシ共和国保健省医学情報センター、3 巻 (1998)

20) インドイク B.M.、パルノフスカヤ N.V.、セルキズ Ya.I.、ドラガン Yu.I.：報知6、ラットの子孫の生理学的発育と細胞遺伝学的指標、放射線生物学、(1991) 31 巻 5 号 663-667

21) キリロワ I.A.、ノビコワ I.V.、アルイドフ N.I.、ナリボツキー B.V.：ベラルーシの各地における人の胎児の奇形の頻度、ベラルーシの保健、(1990) No.6,53-55

22) 体内に取り込まれた放射性核種の影響の臨床と実験による見解、バンダジェフスキー Yu.I.、レレビッチ V.V.、ストレルコ V.V. 他、Yu.I. バンダジェフスキー、V.V. レレビッチ編、ゴメリ、(1995) 152

23) ラジューク G.I.、イワノフ V.I.、トラロワ M.、ツエイゼリ E.：先天性奇形の遺伝学、医学遺伝学の展望、I.P. ボチコフ編、モスクワ、医学、(1982) 187-240

24) ラジューク G.I.、ルミャンツェワ N.V.、ポリトイコ A.D.、エゴロワ T.M.：人間の遺伝組織への放射性核種の作用の評価法の 1 つとしての染色体による遺伝と De NOVO の組織改組の分析、ベラルーシ医学の業績、第 6 巻、(2001)

25) ナウムチク I.V.、ルミャンツェワ N.V.、ラジューク G.I.：ベラルーシにおけるいくつかの奇形の頻度の動向、ベラルーシの医学の業績、第 6 巻 (2001)

26) ベラルーシ共和国保健省 2004 年公的統計集

27) ベラルーシ共和国保健省 2005 年公的統計集

28) ポリトイコ A.D.、エゴロワ T.M.：ベラルーシの放射性核種汚染域の住民の子

どもの損傷染色体の傾向と動向の評価における細胞遺伝学的データベースの可能性、ベラルーシの医学の業績、第6巻（2001）

29）ベラルーシ共和国保健省統計、人口データ、発病率と死亡率のデータ、1990年からベラルーシ地域の保健システムの発展指数、表と図で提示、ベラ〜シの保健と医学

30）身体に取り込まれた放射性核種の組織的機能的効果、Yu.I.バンダジェフスキー教授編、ゴメリ、（1997）152

31）ロマノワ L.D.、ポクロフスカヤ M.S.、ムラドコフスカヤ T.B.他：チェルノブイリ原発事故の後の放射線因子が作用した区域の人間の肺の出生前の形態形成の特質、胎生学、（1997）28巻1号、41〜48

32）ヤゴブデイク I.N.：放射性セシウム取り込みの条件における月経機能、チェルノブイリ、エコロジーと健康、学術実技四半期集、ゴメリ、（1988）No.2（6）88〜94

33）Yuri Bandazhevsky, Chernobyl 25 annidopo. 放射性セシウムと人間の生殖、Cesio radioattivo e la riproduzione umana, 2010-120 pp.

2.7 長寿命放射性核種取り込み症候群

　長寿命放射性核種はチェルノブイリ原発事故の被災地の住民に悪影響を与えている。中でも、事故の際に生物圏に放出された量を考えると、セシウム137の影響がもっとも大きい [17]。ただし、ベラルーシ国民はチェルノブイリ事故まで、この核種の作用を受けていたことを考慮する必要がある。放射性セシウムは前世紀の60年代から肉や乳製品に記録されるようになった [22]。これが身体に入る主な経路は食物である。

　セシウム137が組織や器官に蓄積する程度は、多くの要因に関係する。

　1. 食料中の濃度：放射性核種の最大の濃度は汚染された地区のきのこやベリーを食べている人の身体で記録された。この放射性核種は被曝量の増大に寄与している [31]。

　2. 性別：同じ生活条件でも、女性の放射性核種の蓄積量は男性よりずっと少ない。

3. 年齢：子どもの器官のセシウム 137 濃度は大人の濃度をいちじるしく超える [2,5]。

4. Rh 因子：血液が Rh$^-$ の人は Rh$^+$ の人に比べて放射性核種の蓄積が少ない [4,19]。

5. 身体の生理状態：妊娠期には放射性核種の母体への蓄積が急上昇する [12,21]。

6. 消化器またはその近辺の放射性核種取り込みに影響する物質の作用：有機や無機の成分を含む腸収着剤は、放射性核種を収着し身体から排出する能力をもっている。この観点でもっとも将来性があるのは粘土ペクチン化合物である [19]。

7. 器官や線維の組織的機能的性質：人間や動物の身体へのセシウム 137 取り込みを扱った学術書では、長年、この放射性核種は主として筋肉系に蓄積するとしていた [20]。1996〜1997 年に、放射性元素で汚染された地域に住んでいた人の検屍の際、ゴメリ医大で行なわれた放射線測定で、骨格筋だけでなく心臓、甲状腺、副腎、膵臓、小腸、大腸、胃、腎臓、脳髄、肺のセシウム 137 の高い含有レベルが明らかになった [2,5]。

このような臓器への取り込み状況は病理過程の性格に関係してさまざまであった。この際、子どもの臓器のセシウム 137 濃度は大人よりいちじるしく高いことが指摘された [2]。得たデータは実験動物の身体にセシウム 137 を入れた実験研究の結果で確かめられている。この放射性核種を餌の成分として身体に入れてから 10 日経つと最大の濃度が動物の心臓、腎臓、脾臓、肝臓で記録された [7]。大線量のセシウム 137 を動物に入れた後にだけ、セシウム 137 の高い濃度が骨格筋に記録されている [4]。

得たデータは海の魚や甲殻類の内臓にセシウム 137 が濃縮されているという R. ラセールの説と一致している。この際、これらの臓器の蓄積速度はかなり高く、平衡濃度の半分の値に数日で達する。筋肉にはセシウム 137 が時間をかけて蓄積する。筋肉中のセシウム 137 の高い濃度は吸収期間がかなり続いてやっと見出される [23]。

病理解剖研究や動物実験の結果で、体内のセシウム 137 の濃度と器官や系に起こる病理変化の関係を明らかにできた [4]。これは各年齢グループの子どもの健康に対する多数の臨床観察や実験と診断の結果と一致している。取り込まれたセシウム 137 の人間の身体への影響の研究の総合的アプローチによ

って、発生する病理過程の主な要素を決定できた。

　人間や動物の身体への放射性セシウム取り込みは、高分化細胞のエネルギー的成形的代謝の障害を導き、変性と類壊死を発達させる。放射性セシウムは細胞の膜組織を傷つけ、代謝作用を侵す。放射線の毒作用は一般にいくつかの臓器が同時に受け、その結果、代謝機能の障害効果が発生する。障害の程度は取り込まれた放射性セシウムの量に関係する。取り込みが激しく起こるほど、障害の程度が大きい。影響は多くの器官にわたることを強調すべきである。

　体内に取り込まれたセシウム137の量によって病理状態を次のように区分できる。

1.　少量（20Bq/kg以下）：多因子先天性障害：遺伝的素質があるとき器官や組織における代謝と電気生理学と機能が変化する（不十分な遺伝子活性が基で）。
2.　中量（20〜50Bq/kg）：第1グループの性格の状態と細胞、組織、器官における変性で機能不足に導く。
3.　多量（50Bq/kg以上）：第1第2グループの性格の状態と生命に重要な器官の変性、類壊死、硬化症変化で、その機能がいちじるしく障害され、身体の破滅、またはその廃疾に導く。

　放射性セシウムと種々の本性の毒物（物理的、化学的、生物学的物質）の鉛、ニコチン、アルコールなど、代謝を抑制するものが組み合わされて作用すると、体内のセシウム137の量が少なくても生命に重要な器官や系に不可逆の病理変化を起こし得る。

　放射性セシウムの効果に関係する線量の実例は子どもの心血管系の性質の変化である。

　心電図法によって、子どもの体内のセシウム137の量と心臓活動の障害の頻度との比例関係が明らかにされた [1,3,7,9]。セシウム137の比較的小さな濃度（20Bq/kg）が多数の子どもに不整脈を発生させている。セシウム137の保有量が増すと、心臓活動の障害の症例数の増大が、不整脈ではなく、主として心筋の代謝障害の症例で得られる。

　放射性セシウムの線量が小さくても子どもの不整脈が過度に起こることは、

私たちの見解では、心筋細胞の細胞膜のイオン透過過程を制御する蛋白系に遺伝的欠陥が在るせいである。対立遺伝子の活性不足は、細胞内および細胞間の機序を経て、その制御系を刺激し、他方の激しい働きで補償される。この過程で主な役割の1つを私たちは免疫系の、とくに身体の細胞への放射線の影響にもっとも敏感な胸腺依存の抑制子に割り当てている [6]。

　セシウム137は体内への取り込みが比較的少量でも、制御過程の全成分に影響を与え、内臓や中間器官の補償順応機序を障害し、心臓の伝導系の電気パルス伝導を障害し、心臓の不整脈を発生させる。このように、比較的少量でも放射性セシウムは潜在する遺伝的不具合、この場合は電気パルス伝導系での現象を誘導する。この際、細胞のエネルギー供給の基本源が損傷する。この仮説の確証になるのがフランスの科学センターIRSNの研究結果である。これは実験動物の心臓の細胞における遺伝子の発現を変えるセシウム137の能力を示している [32]。

　取り込まれた大量の放射性セシウムと鉛のような汚染物質が組み合わされて身体に作用すると、病理過程の遺伝的下地をもってない人間でさえ心拍の障害を起こし得る（2.3）。

　子どもの体内のセシウム137の量が増すにつれて放射線毒性効果に基づく心筋の代謝作用の障害が発生する。それは新生児や1歳以下の子どもにはっきり現われる [10,13]。セシウム137の取り込みにより細胞の増殖の生理条件が僅少かまったくない器官や組織、とくに心筋を大いに障害することを強調すべきである。細胞におけるイオンやエネルギーの激しい交換に結びついて、セシウム137とそれが崩壊した娘核種、とくにバリウム137の高い濃度が形成される。放射性セシウムの蓄積が進む条件における心筋の組織的、代謝的、機能的な変化は毒作用を証明している。細胞の動力系、とくにミトコンドリアが障害される。この細胞器官で組織と代謝の深刻な変化が起こる。動力の不具合の反映が一連の細胞内酵素、とくにクレアチンフォスフォキナーゼの活性の抑圧である。動力欠損は同化作用のレベルの低下に導く。疑いなく、セシウム137の影響は、生長している身体の心血管系、中でも心臓の伝導系に明らかに現われる。

　50Bq/kg以上の濃度のセシウム137を身体に長期間取り込むと、心臓その他の生命に重要な臓器の細胞組織の類壊死変化に到らせる。アルコールやニコチンのような広く普及した外的環境要因が同時に作用すると、事態は急に

深刻化する。

　心筋の損傷は放射能汚染地に住んでいた人の死亡の全症例の90％で記録されている。この際、すべての症例で心臓の筋細胞の拡散損傷が、筋線維の痙縮または過収縮、筋原線維の初期筋分裂、種々の程度の変性過程と壊死の形で明らかにされた [2]。心臓の中にセシウム137があることが、この病理過程への関与を証明している。これと同様の変化を、セシウム137を飼料（オート麦）または水溶液により胃腸を経て身体に入れた多数の動物実験の記録でみることができる [4,11]。

　心筋のこの病理は、私たちによって、セシウム137の作用に結びつく心筋病とされた [9]。これは心筋病を種々の起源の心筋障害とし、形態的炎症でも起源が冠状動脈でもないとするVOZの専門家委員会の決定とまったく一致している [25]。

　目立って重大な身体反応がない心臓の筋組織の分散障害はこの決定を裏付けている。

　疑いなく、この病理は人びとの死亡の直接の原因にもなり、他の病気の経過を複雑にし、致死の帰結の原因となり得る。このことは放射性元素で汚染された地域の住民の治療予防の処置をするとき考える必要がある。

　セシウム137の身体への影響は就学年齢の子どもにも、高血圧を昂進させている。私たちの見解では、この病理の根本には、血管壁の筋肉要素へのこの放射性物質の影響があり、その結果その過収縮と痙攣が発生している。

　放射性セシウムは古典的な心筋梗塞にも寄与する。動脈壁の筋肉要素の痙攣を引き起こし、血管壁のアンチトロンボーゲン活性を下げ、止血系の血小板や凝固と線維素溶解のリンクを活性化し、血管内で血液濃縮を起こさせる [24]。

　血管系の病理変化は放射性セシウムの直接の毒作用と並んで、脳髄、心臓、腎臓、その他の臓器の生命に重要な組織の障害の原因になる。

　このように、心血管の障害で、多くの心臓学者が多数の原因を出しているけれど [18]、私たちの見解では、取り込まれたセシウム137の影響が心血管の病気の増加の主な原因の1つである。

　放射性セシウムによる心血管系の疾患は、多くの器官や系の機能の本質的障害を引き起こす。腎臓はこの放射性核種と直接関係している臓器で、身体からこれを排出する（V.F.ジュラブレフのデータによると尿は糞の6〜9倍排出する [20]）。放射性セシウムはネフロンの管組織の導管系を障害し、その

結果、腎臓の組織的機能的要素、第一に糸球体の"溶ける氷塊"現象の名を得た独特な組織死滅が起こる [2]。

腎臓の放射線誘起の病理は臨床上の特質をもっている。発病はまれにネフローゼ症候群を伴い、急性で重い経過になる。これでは悪性の動脈高血圧症がしばしば早期に進む特色がある。その結果、数年経って慢性の腎不全が発達し、高窒素血症、脳や心臓の余病が発生する。

腎臓の組織的機能的要素の障害は放射性セシウムと新陳代謝の産物の体内蓄積、心臓も入る生命に重要な臓器への毒作用、動脈高血圧の主な原因の1つである。この臓器の明らかな病変がゴメリ市の病院で突然死亡した患者の89％で記録されていることは偶然でない [2]。多くの場合、この生活状態が診断されなかった。

セシウム137を取り込んだ腎臓の重大な病変に注目すべきである。細胞蛋白の分解、脂肪様物質の形成で代謝が変化した腎臓の毒変性発達は脂肪肝毒症や肝硬変、他の器官や系の病理過程形成を助長する。この際、腎臓の細胞に直接にも免疫系にも、放射性セシウムが影響することを考慮すべきである。これらの障害は防護と統合の機能の破壊として現われる。免疫系の防護機能の破壊はチェルノブイリ原発事故被災者にBCウイルス性肝炎などが蔓延する条件を創っている。それで、腎不全や腎臓腫瘍の基本的病理過程として慢性肝炎Cの比重が増大している。細胞免疫不全の反映が、年々増大している結核である。

脾臓などの生命に重要な臓器に取り込まれたセシウム137の影響による免疫系の統合機能の障害 [2] は甲状腺の免疫グロブリンとホルモン、とくにチロキシンとの相関関係の形で現われている [14,29]。各クラスの免疫グロブリンが甲状腺ホルモンを結合する能力 [28] を考慮すると、セシウム137の影響による免疫─内分泌関係の障害について根拠をもって確言できる。

甲状腺ホルモンの代謝系列からの逸脱は、下垂体─甲状腺系の機能障害および甲状腺への刺激作用を与えるチレオトロープホルモンの過剰産生を導き、その結果、濾胞上皮の高い増殖が起こり悪性形質転換の条件を創る。

放射性セシウムを絶えず取り込むと、細胞のエネルギー欠損を引き起こし、甲状腺の完全修復ができず、細胞の分化を障害し、細胞の組織成分が免疫系の抗原になるのを助成する。自己抗体と免疫応答細胞による甲状腺障害が起こり、自己免疫性甲状腺炎が発生し、その背景で甲状腺がんも発生する。

それで、甲状腺への放射性セシウムの影響は器官や組織の活動の免疫制御の障害の立場から、細胞要素の損傷の性格も入れて考察すべきである。

　チェルノブイリ原発事故の被災域の住民の甲状腺の腫瘍、中でも甲状腺がんは放射能ヨウ素の影響によるという世界保健組織の公的見地がある。疑いなく、チェルノブイリ原発事故の最初の日から続くヨウ素131の激しい取り込みが、多くの国の大人と子どもの甲状腺の細胞を悪性形質転換させた。

　しかし、甲状腺への放射性セシウムの激しい取り込みを考えると、私たちには、甲状腺がんの誘起にはヨウ素131以外にもセシウム137が大きな役割をしていると確言する根拠がある [2,4]。甲状腺がんの症例数の急増は専門家の予想に反してチェルノブイリ事故後数年経って住民に記録されたが、短寿命のヨウ素131の作用と結びつけているだけである。

　ベラルーシは1986年のチェルノブイリ原発事故のずっと前から放射性物質の影響を受けていた [22,26,27]。セシウム137は前世紀の60年代からゴメリ州やブレスト州の住民の食料中に高い濃度で記録されていたが、これは疑いなく、人びとの身体にセシウム137が入る原因になっていた。この《放射性セシウム》の基礎の上にチェルノブイリ原発事故で、すぐに崩壊するヨウ素131の甲状腺への追加の超強力な影響が細胞要素の悪性形質転換を引き起こし、この器官の悪性腫瘍の症例数を急増させた。すなわち《チェルノブイリ前》の放射性セシウムが、まずこの病理効果発生の原因になった。

　《チェルノブイリ前発生》の放射性セシウムはこの期間、すべての生物系列に（土壌の表面から深部への移動、植物の根、きのこ、ベリー、動物の身体による吸収で）広まってはおらず、食料から人びとの身体に大量に入ることはなかった。チェルノブイリ発生の後続の放射性セシウムは原発事故の被災地に住んでいる人びとの健康状態に積極的に影響しはじめた。ゴメリ州では2001年の後に、事故によるヨウ素131の被曝をしてない子どもの甲状腺がんの症例が34件記録された。これは1986〜1989年の甲状腺がんの症例数の3倍である（2009年のゴメリ州保健局長の報告から）。

　居住域のセシウム137汚染度と甲状腺がんの頻度との関係が明らかにされた [33,34]。セシウム137とヨウ素131の影響の他、チェルノブイリ事故被災地を汚染している鉛の甲状腺への影響も考慮すべきである。甲状腺など種々の器官の細胞のエネルギー供給系への作用で、T4のT3変化を障害し、その結果、前述した下垂体のチレオトロープホルモンの影響で、濾胞上皮の増

殖条件が発生する (**2.3**)。

　女性の生殖系の病理も内分泌機能の障害と結びついている。取り込まれたセシウム 137 の影響で、月経の各位相で生殖年齢の女性のプロゲストロンとエストロゲンの相互関係の不釣合いが発生し、これが不妊の主な原因の１つとなる。取り込まれたセシウム 137 の妊娠期における作用も、母と胎児の身体に、いちじるしいホルモン変化をもたらす。母の血液のセシウム 137 含有量が増すと、胎盤では甲状腺ホルモンやコルチゾールの含有量が増すが、胎児の血液ではコルチゾールの含有量が低下し、ステロンの含有量は増大する [16]。

　放射性セシウムの影響下の母―胎児系のホルモン状態のゆがみは、妊娠の長期化、出産行為と産後の幼児発育を困難にする。出産後の自然養育の際に放射性セシウムは母の身体から幼児に入り込む。母の放射性核種が抜けてゆき、幼児がそれを取り込む。この期間に多くの系が形成されることを考えれば、放射性セシウムの影響は極めて望ましくない。

　先天性奇形を引き起こすセシウム 137 の能力にとくに注意すべきである。その発生の基本には、すでに存在している遺伝的欠陥の発現や新しい欠陥の発生を誘起して母―胎児系の全成分にマイナスの影響を与える能力がセシウム 137 にあるとみなせる。この放射性核種が母―胎児系に入ると、遺伝的素因に基づく多因子先天性奇形を引き起こす [35]。取り込まれた放射性セシウムの反免疫（毒性）作用は胎児の骨格細胞が骨化する合成作用の低下 [12] とホルモン発生の障害に現われる。

　放射性核種で汚染された地域の住民の生殖健康は累進的に悪化していると確言できる。このことは男女の性システムの状態、妊娠の経過、胎児の発育や出生後の身体の発育に関係している (**2.6**)。

　造血系は人間の身体への放射線の影響のマーカーとみなされる。チェルノブイリ時期の実際の条件で、ヘモグロビンの含有量が正常なとき、赤血球の数の確実な低下を、厳重管理域（15 ～ 40Ci/km²）で体内のセシウム 137 蓄積がいちじるしい（500Bq/kg 以上の）子どもで私たちが記録した。他の地域の子どもでは造血の増進にいちじるしい変化はみられなかった。しかし、このことは身体に放射性元素が常に入る条件で生活している人でも造血系の発病を完全に避けられることを意味してはいない。

　神経系は取り込まれた放射性核種の影響にとくに敏感である。放射能に汚染された麦を 28 日間与えて実験動物の身体の放射性セシウム取り込みを 40

〜60Bq/kg にしたところ、生物発生モノアミンと神経活性アミノ酸の明らかな不釣合いが脳の各部、とくに大脳半球で起こり、これは放射線被曝の半致死や過致死の線量に当たる [21]。人間集団ではこれが種々の神経発育障害の形で実際に影響を与えている。

中枢神経系が高度に専門化した細胞へのセシウム 137 の悪影響の反映は、子どもの視覚器官の病態の頻度が高いことである。体内の放射性元素の量と白内障の頻度の関係が明らかになった。子どもの体内のセシウム 137 保有量が下がると、この病態の頻度が減少する事実が注目される。

多年の総合的な臨床と実験研究の結果を考えて、長寿命核種セシウム 137 は身体に入ると生命に重要な器官や系に悪影響を与え、細胞組織の損傷を引き起こすと結論できる。

この過程の基礎には細胞のエネルギー機序の破壊があり、これは結局、蛋白組織の分解と類壊死変化に導く。

放射性セシウムの影響による身体の代謝過程の抑圧は次のように行なわれる。

1. 直接の影響やその崩壊物バリウム 137 の影響による。
2. その影響の結果発生した毒物（窒素化合物）による。
3. 組織の栄養障害に導く血管系の障害による。

セシウム 137 によって引き起こされた人間や哺乳類の身体の病変は、取り込まれた長寿命放射性核種症候群 (SIDR) に統一できる。これは身体に放射性セシウムを長期間取り込んだ場合に発生し、心血管、神経、内分泌、免疫、生殖、消化、泌尿、肝胆系の組織的機能的変化に起因する代謝の組合せ病理の性格をもつ。SIDR を招く放射性セシウムの量は年齢、性別、身体の機能状態によってさまざまになり得る。

子どもが 50Bq/kg 以上の放射性核種を取り込んだとき、器官や系のいちじるしい病理変化が記録された。また、20Bq/kg 以上の取り込みで、各器官や系、中でも心筋に代謝不調が認められている。

取り込まれたセシウム 137 の影響で人間の身体に発生する病理変化は、SIDR の形になり、セシウム 137 のような外部環境物質の多器官多系作用の条件における統一病理過程を無視して、傷つき易い系の個々の症候群を抜き出している多くの研究者の見解と違っている。

比較的小さな線量でも心筋の電気パルス伝導の障害や多因子先天性奇形グ

ループに属する先天性奇形発生を起こす遺伝起因の病理状態を促進するセシウム137の性質に注目すべきである。

セシウム137崩壊の危険性を考えれば、疑いなく、突然変異の誘因として体細胞や性細胞の遺伝装置への影響も強調すべきである。

食料の成分に放射性セシウムが広く拡散する可能性を考えれば、チェルノブイリ原発事故の被災地の住民でも《きれいな》地域の住民でも、この放射性核種は健康に危険であると言える。生命に重要な器官におけるこの反代謝作用を無視したり、適正な治療、予防、リハビリの処置をしなければ、重病または死亡に到る。他の放射性元素、金属、化学物質、バクテリア、アルコール、ニコチンの身体への作用は事態を深刻にする。

それで、私たちの見解では、チェルノブイリ原発事故の被災地の住民の健康保全の施策システムは、次の措置を含まなければならない。

1. 食料、水の厳重な管理、ならびに空気の浄化によって、人間の身体に放射性元素が入る可能性をなくす。

2. 無害な化合物（天然成分）を使い、消化器を経て放射性核種を身体から排泄する。その例はペクチン化合物で、身体から放射性セシウムを排泄するだけでなく、代謝状態を修正する。

3. 組織、器官、身体全体を放射性核種から解放する方法を開発し利用する。

4. 放射性核種の影響の結果発生した有毒な代謝生成物から身体を浄化する物理治療法を利用する。

5. 体内の放射性セシウム保有量が高いグループに注目し、住民の放射線検査を常に行ない、臨床実験診察を進める。

6. 子どもや大人の健康状態を常に管理し、生命に重要な器官の機能を必ず記録する。また、身体の状態を全面的に評価し、危険グループを選別する。

7. 予防と治療の医薬品施策によって、生命に重要な身体系の代謝と機能を常に修正する。

8. 放射性元素に長時間接する住民の各グループのための食品を開発する。

[文献]

1) バンダジェフスキー Yu.I.：取り込まれた放射能による被曝の病態生理学、ゴメリ、ゴメリ国立医大、（1997）104

2) バンダジェフスキー Yu.I.：取り込まれた放射能による被曝の病理学、ミンスク、

ベラルーシ国立工大、(1999) 136

3) バンダジェフスキー Yu.I.：放射性セシウムと心臓（病態生理学的見解）、ミンスク、"ベルラド"（2001）62

4) バンダジェフスキー Yu.I.：放射性核種取り込みの際の身体の病理過程、ミンスク、"ベルラド"（2002）142

5) バンダジェフスキー Yu.I.：Chronic Cs-137 incorporation in children's organs. Swiss. Med. Weekly 133：p.488-490,2003

6) バンダジェフスキー Yu.I.：個体発生の免疫制御、ゴメリ国立医大、ゴメリ、(1994) 59

7) バンダジェフスキー Yu.I.、バンダジェフスカヤ G.S.：チェルノブイリ事故の結果環境に放出された放射性元素が心筋の状態に与える影響、取り込まれた放射性核種が身体に与える影響の臨床と実験による見解、Yu.I. バンダジェフスキー、V.V. レレビッチ編、ゴメリ、(1995) 48-73

8) バンダジェフスキー Yu.I.、アントノワ Yu.V.：放射性核種の作用条件における女性の身体の生殖系の状態、バンダジェフスキー Yu.I.、レレビッチ V.V.、ストレルコ V.V. 他：取り込まれた放射性核種が身体に与える影響の臨床と実験による見解（バンダジェフスキー Yu.I.、レレビッチ V.V. 編）、ゴメリ、(1995) 第 2 章、24-34

9) Bandazhevsky Yu.I.、Bandazhevskaya G.S Cardiomyopathies au cesium 137. CARDINALE Paris,XY：8 p40-42,Octobre 2003

10) バンダジェフスキー Yu.I.、バンダジェフスカヤ G.S.、ザリャンキナ A.I.：取り込まれた放射性核種と腸収着剤が作用する生後 1 年の小児の心血管系の状態、出生前後の発育過程への放射性核種の作用の形態機能の見解、ゴメリ国立医大報告集、ゴメリ、(1988) 6-8

11) バンダジェフスキー Yu.I.、マチュウヒナ T.G.、ザレンコ G.A.：放射性セシウムの身体侵入への心室筋反応、出生前後の発育過程への放射性核種の作用の形態機能の見解、ゴメリ国立医大報告集、ゴメリ、(1998) 98

12) バンダジェフスキー Yu.I.、ウゴーリク T.S.、ブエフスカヤ I.V.：妊娠期に放射性核種が餌から入った白ラットの出生前後の発育の指数、ベラルーシの保健、(1993) No.9,11-14

13) バンダジェフスキー Yu.I.、ザリャンキナ A.I.：生後 1 年の小児の体内の放射性核種の量と養育の状態との関係、出生前後の発育過程への放射性核種の作用の形態

機能の見解、ゴメリ国立医大報告集、ゴメリ、(1998) 13-14

14) バンダジェフスキー Yu.I.、ポタポワ S.M.：放射性核種の体内蓄積のレベルが異なる小児の体液の免疫要素、ホルモン、免疫指数の関係の評価、人間の伝染病理の現在の問題、第1回学術実地会議 BELNIIEM,1998年4月8-9日、ミンスク、(1998) 374-378

15) バンダジェフスキー Yu.I.、ペレプレトチコフ A.M.、ミシン A.V.：医学遺伝学的立証により妊娠中絶させた胎児の形態学的放射線学的特性、出生前後の発育過程への放射性核種の作用の形態機能の見解、ゴメリ、ゴメリ国立医大報告集、(1998) 28-31

16) バンダジェフスキー Yu.I.、ブベデンスキー D.V.、ラクダス E.L.：放射性核種取り込みの条件における母～胎盤～胎児系、身体に取り込まれた放射性核種の組織機能効果、Yu.I.バンダジェフスキー教授編、ゴメリ、(1997) 119-141

17) ネステレンコ V.B.：ベラルーシ、ウクライナ、ロシアに対するチェルノブイリ原発事故の規模と結果、ミンスク、法律と経済、(1998) 72

18) シドレンコ G.I.：心血管病の予防、現在の医学の当面の課題、医学ニュース、(1999) No.1-2p.4-8

19) 身体に取り込まれた放射性核種の組織的機能的効果、Yu.I.バンダジェフスキー教授編、ゴメリ、(1997) 152

20) ジュラブレフ V.F.：放射性物質の毒物学、第2版、改編補足、モスクワ、エネルゴイズダート、(1990) 336

21) 身体に取り込まれた放射性核種の臨床と実験による見解、バンダジェフスキー Yu.I.、レレビッチ V.V.、ストレルコ V.V. 他、Yu.I.バンダジェフスキー、V.V.レレビッチ編、ゴメリ、(1995) 152

22) マレイ A.N.、ルフダロフ R.M.、ノビコア N.Ya.、セシウム137の全世界降下と人間、モスクワ、アトムイズダート、(1970) 168

23) 放射能と人の食料、R.ラッセル編、英語から翻訳、アカデミー会員 V.M.クリュチェフスキー編、モスクワ、アトムイズダート、(1971) 376

24) トレプシュコフ I.K.、バルーダ M.V.：チェルノブイリ原発事故の結果の処理作業者の止血ホメオスタシス障害、心臓学、(1998) 38巻 48-50

25) レビツカヤ S.K.、キリネフスカヤ G.F.、リペニ S.V.：子どもの心筋症、医学ニュース、(1999) No.1-2,9-14

26) テルノフ V.I.、グルスカヤ N.V.：ミンスク市への1963～1970年の放射性物質

の降下、住民の労働衛生と健康保全、ミンスク、(1974) 20-22
27) ベラルーシ住民の主な食料中のストロンチウム90とセシウム137の含有量、ルシャエフ A.P.、テルノフ V.I.、グルスカヤ N.V. 他：住民の労働衛生と健康保全、ミンスク、(1974) 22-26
28) スビリドフ O.E.、エルモレンコ M.N.、カルムイザ E.I.：人の正常な免疫グロブリンの軽重連結の役割とチレオイドホルモンの結合について、免疫学、(1992) No.5, 14-17
29) ポタポワ S.M.、バンダジェフスキー Yu.I.：汚染地に住んでいる子どもの適応状態の評価における免疫代謝パラメーターの相関、現代医学の新技術、総会資料、ミンスク、(1998) 158-164
30) ヤゴブディグ I.N.：放射性セシウム取り込みの条件における月経機能、"チェルノブイリ、エコロジーと健康"学術実地四半期集、ゴメリ、(1998) No.2 (6) 88-94
31) ネステレンコ V.B.：チェルノブイリ事故：住民の放射線防護、ミンスク、IOO、法律と経済 (1998) 172
32) Yann Gueguen, Philippe Lestaevel, Line Grandcolas and al. Chronic Contamination of Rats with 137 Cesium Radionuclide : impact on the Cardiovascular System" Cardiovasc Toxicol (2008) 8 : 33-40
33) マホニコ K.P.、コズロワ E.G.、シランチェフ A.N.：チェルノブイリ事故の結果のセシウム137地域汚染度と被曝による高線量負荷の評価、原子力、(1992) No.4, 7
34) 子どもの甲状腺：チェルノブイリの結果、L.N. アスタホワ教授編、ミンスク、(1996) 216
35) Yuri Bandazhevsky Chernobyl 25 annidopo. 放射性セシウムと人間の生殖、II Cesio radioattivo e la riproduzione umana, 2010, 120 pp.

第3部
チェルノブイリ原発事故の被災地の住民の健康を良い状態に変える活動の基本方向

　旧ソ連でも現在のベラルーシ、ウクライナ、ロシアでも、国家はチェルノブイリ事故の結果発生した主な問題を25年間に解決できなかった。

　チェルノブイリ事故の被災地の人びとの健康状態は破局的と言える。住民の高い死亡率、心血管の病気や腫瘍の絶え間なき増大は、放射線の持続的影響の結果与えられた悲劇的状態の明らかな証拠である（第1部）。

　現存する放射性元素の中でもセシウム137はチェルノブイリ事故被災地の土壌に高い含有レベルで認められる。そこの住民はチェルノブイリ事故後の全期間にわたって食料中のセシウム137とストロンチウム90を受け取り、長期の被曝をしている。この被曝をウクライナとベラルーシの食品の放射性元素量の要求（許容基準）が助長している。

　環境にある放射性物質と住民の健康状態の関係が明らかになっている。人間の身体に取り込まれたセシウム137の絶え間なき作用は生命に重要な器官や系を障害し、病理過程の発達を引き起こす（第2部）。分解、再生、代謝の障害過程を含む総合的変化が発生し、身体の機能を障害することに注意する必要がある。

　ウクライナとベラルーシの多くの地域が鉛や農薬、窒素化合物などの物質によって化学的・物理的に汚染されており、これが放射性元素と結びついて、人びとや動物の健康に極めて危険なのである。

　ベラルーシやウクライナを含む旧ソ連諸国における深刻な経済状態のため、国家レベルでの放射線対策を十分に実施できず、そのことが疑いなく、住民の人口動態と健康状態を深刻にしている。放射性元素で汚染された地域の現住民は国家の物質的社会的支援がないだけでなく居住地域の発展の見通しがない極めて深刻な状態にある。放射性元素で汚染された地域では産業企業すなわち働く場所、物質的財政的支援の根源の創設が禁止されている。

この状態は、疑いなく、必要な物質、技術、医療、社会保障がなく、常に放射能の影響下にあり、絶望的な人びとの倫理的心理的態度に現われている。

　それで、チェルノブイリ事故の結果の真の規模を隠す態度や、人びとの健康保護に必要な措置の実施を望まないのは非人間的である。

　極めて強力な放射線の影響が長く続く極限条件では、人びとの健康保護へのまったく新しいアプローチが必要である。チェルノブイリ原発事故の被災地で25年実施されている一方的措置は（医療や社会経済の面で）人びとの健康改善の計画に好結果を与えなかった。

　私たちの見解では、積み重なった事態は、チェルノブイリ原発事故の被災地の生活保障にまとまった計画がないことに関連しており、この実施には国際共同体の関与と支援があってのみ可能である。

　統合分析センター《エコロジーと健康》が提案した《放射能汚染域の住民の総合的生活保障システムのモデル》という計画は、放射線を常に受けている住民を安全に居住させる措置を作る国際共同体の力を結集できる。

　この計画の主な目的は、チェルノブイリ事故の被災地に住んでいる人びとの健康と人口動態を良い状態に変える方法の1つとして、放射線を受けている住民の生活保障システムの実際のモデルを創ることである。チェルノブイリ原発事故の結果、放射性物質でもっとも多く汚染されているウクライナのキエフ州イワンコフ郡を《モデル》として選んだ（1.3）。特別に選んだ郡でこの計画の実施中に得た経験は今後、放射線の影響に悩む他の地域に広められる。人類は電力源として原発を使い続けていることに注意すべきである。将来も人びとの外部被曝と内部被曝の脅威が無くなることはない。それでも、状態を客観的に評価し、民間の住民や、放射線源の生産と取扱いに関する施設の事故処理に直接加わる人びとの健康保全を実行する知識が必要である。この計画の実施によって、放射線を受けている人びとの健康と生活を守るシステムのモデルを創ることができる。

■計画の基本方向

1. チェルノブイリ事故の被災域の人口動態の状況と人びとの健康状態の原因と結果を科学的に分析し、その変化の可能性を評価する。

2. 環境要因と現在の社会的経済的状態を考慮して、チェルノブイリ原発

事故の被災域における個々の医学的結果を予測評価する。

3. モデル郡の住民の健康状態と現在の虚報を考慮し、必要な注意と人道的支援を引き出す目的で、この状態（原因と結果の関係）に影響する要因について国際共同体の情報確保を組織する。

4. 個人的集団的放射線防護を行なう必要性に関する社会の意見をまとめる。

5. モデル郡の住民に現代医学を与え、徹底的に組織的な医学研究を行ない、適切な治療、妥当な予防措置を組織する。

6. 住民の個人的集団的放射線防護システムを作り実施する。食料の放射線検査システムを郡に創設する。

7. 住民の放射線検査とモニタリングを行なう。郡の全住民の放射線調査（個人の線量検査）を毎年行なう。現在の線量測定法を発達させる。住民が得た線量を回顧する。

8. 放射性元素を含まず生命に重要な微小元素を含む食料を、モデル地区の住民が確保するシステムを開発し組織する。**放射性元素を含まない食料の確保は放射線の影響に悩む地域に住んでいる人びとの健康保全の基本的機序である。**

9. 放射性元素を含まない食料の生産をモデル地区に組織する。放射性核種を含まない野菜や果物を得る進歩的な技術を開発し実用する。動物や植物からの生産品や農業用動物の身体から放射性物質を除去する現代技術を利用する。土壌を浄化する。

10. 《チェルノブイリ事故被災地の母―胎児系の放射線防護》の計画を実施する。計画の進行中に、妊娠の経過、胎児や新生児の発育に必要な医学を保障し、医学的、遺伝学的な助言、ビタミンやミネラルの確保をし、放射性物質で汚染された地域に住んでいる妊娠中や授乳中の女性のためエコロジー的に《きれいな》食料を確保する。

11. チェルノブイリ原発事故の被災郡で心血管系の障害をもつ子どもの総合的リハビリシステムを開発し実施する。

12. エコロジー的に《きれいな》食料や生物学的な添加物を得る技術を開発し実用する。これは作用が激しい化学的生物学的物質を用いず、放射線を長期間受け生命に重要な微小元素を欠き重要な器官や系に機能障害をもっている住民の使用に適するものである。

13. 郡に新しい作業場を創り出し、人びとの健康や環境に悪影響を与えない産業その他の技術を開発し実施する。

14. 大人や子どもの郡住民の文化と知力が発達する状況を創る。

15. 被災地の住民と欧州連盟や世界共同体の国民の間の協力を組織する。

むすび

　1986年のチェルノブイリ原発事故は、人類史上最悪の放射線技術惨事とされている。放射性物質が環境に放出された結果、ベラルーシ、ウクライナ、ロシアの領域だけでなく、ヨーロッパ諸国にも極めて良くないエコロジー状態が発生した。しかし、25年経っても人類は地球上の全生物に対して放射線がもつ危険性を理解していない。出された問題が残っている。どのようにして放射線から守るか、放射性物質の影響を受けた子どもや若い人が病気になったり死んだりしないため何をする必要があるだろう？　正解は得られていない。

　チェルノブイリ事故の結果の研究がうまくいかない原因は何だろう？　何よりも、放射性物質その他の外的要因の人体への影響を総合的に評価せず、個々の器官の病理効果だけを研究し、個別の研究法を用いたせいである。

　重要な多水準の相互連携科学計画がないため、生命に重要な器官や系の状態への放射性物質の真の作用機序の研究が極めて貧弱で、チェルノブイリ原発事故の被災者の予防、治療、リハビリの効果的な手段が出来ていない。全器官への放射線の影響を評価する総合的アプローチが無視され、個別的や統合的な放射線防護手段の効果的システムを創り出せなかった。

　チェルノブイリ原発事故の被災域に住んでいる人びとの健康防護について効果的な手段がないことが、死亡率の急上昇と出生率の低下による人口破局に導いた。死亡率の増大の根拠は毎年変わらない心血管病と腫瘍の増大にある。危機状態からの脱出を探す代わりに UNSCEAR（原子放射線の影響に関する国連科学委員会）のような国際的学者グループは、実際の状態と一致しない虚構の結論で世界の集団を安心させている。

　まことに遺憾であるが、被災国の政府は彼らに傾聴し、放射性元素で汚染された地域に住んでいる人びとの健康状態について本当に何が起こっているか知っている我が国の学者や我が国の学派の経験と知識を無視している。しかし、我が国の学派や、その指導者も自分の結論にとどまり、勇気を出さな

かった。

　1986年のチェルノブイリ原発事故の人道的結果を評価するときには、放射性核種、第一にセシウム137が前世期の60年代から旧ソ連のヨーロッパ部の人たちに与えた明らかな影響を必ず考慮すべきである [2]。

　チェルノブイリ原発事故の後に生物圏に降下した放射性核種の量だけに基づいて結論し、チェルノブイリ事故の20年以上前に旧ソ連のヨーロッパ部に住んでいた人びとが放射線の影響を受けていたことを無視してはいけない。チェルノブイリ原発事故の結果、被災域の住民の身体に、そして生命に重要な器官に無条件に取り込まれた放射性元素は、外部被曝の影響とは機序が異なる明らかな影響を与えることを認めるべきである。その評価のとき、外部被曝の線量の評価に用いている方法に間違って指導されている。セシウム137は人間の身体に入り込み、生命に重要な器官に取り込まれ、その現われ方はさまざまである [1]。この際、細胞の変性と類壊死変化が起こり、まずエネルギー機序の障害と結びつき、生命に重要な器官の障害に導く。障害の重度は身体や個々の器官に取り込まれたセシウム137の量と直接関係している [5,6,8-11,13]。放射能の成分（放射性核種が崩壊するときのガンマ線とベータ線）の観点からすると、前世紀の60～90年代に放射性核種で汚染された地域に住んでいた人びとの身体に含まれていたセシウム137の量は、何よりも、性細胞や体細胞の遺伝装置の突然変異を誘導して危険である。性細胞に突然変異を引き起こすセシウム137の能力は後代の人びとで、胎児の子宮内死亡、先天性奇形、胎児の病理と腫瘍、遺伝子活性の不足に結びついた大人の発病の基になっている。

　身体の内部被曝はセシウム137と、これが崩壊してできたバリウムと能力が組み合わされるので極めて危険である。これは生物の組織に影響し、細胞膜の接受体と相互作用をし、制御作用の状態を変える。端的な例は、この放射性核種の影響による心筋の細胞膜の生物物理過程の障害である。これはイオン伝導の変化が基で、結局、心臓における電気パルスの伝導を障害する [5,8,9-12]。

　子どもの心臓活動の障害の頻度と体内の放射性核種の量との関係が明らかにされた。子どもの身体に比較的少量（10～30Bq/kg）のセシウム137があると（このとき心臓組織ではセシウム137の濃度がずっと高い）心電図異常の子の数が2倍になる [5,7,12]。

　私たちの見解では、この現象は人間や動物の身体の制御作用（遺伝子活性

の制御など)の存在を理解すれば説明できる。細胞の遺伝装置の活性を制御する (刺激する) システムの機能を抑圧する環境要因が、多くの病気を発生させることになる。

　このような要因にセシウム 137 が入り、比較的少量でも、身体の制御系、まずは免疫系の活性を抑圧する。この際、遺伝的欠陥があると、遺伝情報を実現する過程の毀損が、細胞膜への抗原の作用の変化の形で起こり、細胞の機能と分化の過程が障害され、具体的な病理過程の発生 (多因子発生) の基礎を創り、腫瘍、心血管病、先天性奇形などが起こる。

　比較的小線量のセシウム 137 が制御関係を障害し、それで、身体の生命活動の保障のための遺伝装置に欠陥があると、身体に存在する補償順応反応を障害する [21]。

　ベラルーシ、バルト三国、ロシア、ウクライナの住民へのセシウム 137 の明らかな影響の事実は前世紀の 60 年代からはじまり [2]、細胞遺伝子の障害による発病、中でも悪性腫瘍の高いレベルを説明している。変異原性の作用は医学遺伝学の研究で確かめられている [3,4]。1986 年のチェルノブイリ原発事故の後に続く人びとの身体への放射性元素の入り込みは、腫瘍性の病気の経過の急速な進展を助長した。それはまず遺伝的に良くない条件で生命に重要な器官や系の機能を保障する制御作用の破壊者であった。この結論の端的な実例は、チェルノブイリ原発の爆発から 5～6 年経ってからの若者や子どもの甲状腺がんの発生と、セシウム 137 を積極的に取り込む器官の腫瘍病の急増である。ゴメリ国立医大で 1990～1999 年に行なわれた剖検試料の放射線研究は、子どもや大人がセシウム 137 を取り込む明らかな能力を示した [1]。甲状腺がんが現われる頻度と住民の居住地のセシウム 137 汚染度との関係が明らかにされた [15]。

　遺伝的に安定な個体での外部被曝の効果の研究だけに基づいた科学的予測に反して、実際の生活状態では人間大衆に 40 年以上接してきたセシウム 137 の恐ろしい作用が現われた。

　このように 20 世紀の 60～85 年にソ連のヨーロッパ部の諸国の人間大衆へのセシウム 137 の影響は、チェルノブイリ後の病理過程 (甲状腺がんも含む悪性腫瘍、心血管系の病気、先天性奇形) の発生の根拠になった。それに加え、チェルノブイリ事故発生後の放射性核種の影響も考えられる。

　現在、チェルノブイリ原発事故の被災地の複雑な放射線エコロジー状態が

深刻な不安を引き起こしている。そして、食料中の放射性元素の含有量を測定するのに必要な検査がなく、食物から身体に入るセシウム137とストロンチウム90で人間の健康に対する主な危険が広がっている。

このことから出発して、チェルノブイリ惨事の潜在的被害者はベラルーシ、ウクライナ、ロシアの放射能汚染域の住民である。その身体には数十年にわたって毎日放射性元素が入り込んでいる。この人たちを救うには世界の集団の具体的な行動が必要である。

今日の人類は、放射線の影響で起きたエコロジー惨事の条件下の人びとの生活と健康を実際に守る力があることを信じたい。

[文献]

1) Bandazhevsky Yu.I.,"Cs-137 Incorporation in children`s organs",Swiss.Med.Weekly,2003,Vol.133,p.488-490.

2) Marey A.N.,Barkhudarov R.M.,Novikova N.Ya.,Global Cs-137 fallout and the human.Moscow:Atomizdat,1974,168p.

3) Laziuk G.I.,Rumiantseva N.V.,Polityko A.D.,Egorova.T.M.Analyse des reconstructions structurelles transmises héréditairement de novo des chromosomes, comme l`une des méthodes d`évaluation de l`action des radionucléides sur les structures héréditaires humaines,Résultats de la science médicale du Bélarus.2001,No.6.

4) Polityko A.D.,Egorova.T.M.,Possibilités de la base de données cytogénétiques pour l`évaluation des tendances et de la dynamique des lésions de l`appareil chromosomique chez la population enfantine des zones du Bélarus contaminées par les radionucléides,Résultats de la science médicale du Bélarus.2001,No.6

5) Bandazhevsky Yu.I.,Lelevych V.V.,Strelko V.V.et al.;Clinical and experimental aspects of effect of incorporated radionuclides on the body,Gomel:Ed.Yu.I.Bandazhevsky and V.V.Lelevych.,1995,173p.

6) 身体に取り込まれた放射性核種の組織的機能的効果 Yu.I.バンダジェフスキー教授編、ゴメリ、(1977) 152

7) Bandazhevskaya G.S.,The state of cardiac activity among children living in areas contaminated with radionuclides/Medical Aspects of radioactive impact on the population living in the contaminated territories after the Chernobyl accident :proceedings of the international scientific symposium.-Gomel,1994.pp.27.

8) Bandazhevsky Yu.I.,Pathophysiology of incorporated radiation.-Gomel:Gomel State Medical Institute,1997,104p.
9) Bandazhevsky Yu.I.,Pathology of incorporated radiation-Minsk:Byelorussian State Technical University,1999,136p.
10) Bandazhevsky Yu.I.,Radiocaesium and the heat(pathophysiological aspects).-Minsk:Belgrad,2001.-62p.
11) Bandazhevsky, Yu.I.Pathological processes in the body during incorporation of radionuclides.-Minsk:Belrad,2002.-142p.
12) Bandajevsky Yu.I.,Bandajevskaya G.,Cardiomyopathies au Cesium137,Cardinale,Paris:2003,XV,No.n8,p.40-42.
13) Bandazhevsky Y.I.,Matjukhina T.G.,Zelenko G.A.,Ultrastructural response of the ventricular cardiomyocytes to the body of radiocaesium penetration, Coll. Action Morfofonctional aspects of radionuclides effect on the processes of antenatal and postnatal development,Gomel:GoGMI,1998,p.15-20
14) Gueguen Y.,Lestaevel P.,Grandcolas L.,et al.,Chronic Contamination of rats with 137 Cesium Radionuclide:Impact on the Cardiovascular System-Cardiovasc. Toxico.,2008,No.8,p.33-40.
15) 子どもの甲状腺：チェルノブイリの結果、L.N. アスタホワ教授編、ミンスク、(1996) 216
16) Death rate in Byelorussia for 2004 2005 The Official statistical collection.-Minsk,2005./composers:Ministry of Health of Byelorussia,sector of methodology and the analysis of medical statistics,Minsk:GU РНМ Б ,2006,181p.
17) Basic health indicators and use of health resources in the Kiev region in 2009 / Kyiv Regional Center for Health Statistics,Directory editor O.Remennik,K.,2010,157p.
18) public health services in Republic Belarus/Ofitsialnyj/ The Official statistical collection ,Minsk:2006.-275p.
19) Public health services and a medical science of Belarus(Elektron,a resource). Statistics of Ministry of Health of Republic Belarus.-1 of December 2008.-the Mode доступа:http://stat.med/by
20) A state of health of the population and the medical aid organisation in Byelorussia. Statistics of Ministry of Health of Republic Belarus.-1 of December 2009.-the Mode доступа:http://stat.med/by.
21) バンダジェフスキー Yu.I.：個体発生の免疫制御、ゴメリ国立医大、ゴメリ、(1994)

[著者紹介]

Yu.I. バンダジェフスキー
医学博士、教授、ゴメリ国立医科大学創立者、初代学長（1990〜1999）、統合分析センター「エコロジーと健康」理事長、ベラルーシ

N.F. ドゥボバヤ
医学修士、上級科学研究員、P.L. シュビク記念学士教育国立医学アカデミー給食衛生学および小児と未成年者衛生学講座准教授、ウクライナ

G.S. バンダジェフスカヤ
小児科医師、医学修士、准教授、ゴメリ国立医科大学小児科講座主任（1997〜2001）、ベラルーシ

O.N. カドゥン
内分泌医師、キエフ州イワンコフ郡主任医師、ウクライナ

A.M. ペレプレトチコフ
病理解剖医師、医学修士、ゴメリ国立医科大学病理学講座准教授（1992〜2000）、Staff Pathologist Steward Medical Center Assistant Clinical Professor Tufts School of Medicine Boston,MA,USA

ローラン・ジェルボ
医学博士、教授、クレブモン・フェラン市立大学医学部一般健康課長、フランス

[訳者]

久保田 護（くぼた・まもる）
チェルノブイリの子供を救おう会代表。
茨城大学名誉教授（工学博士）。
大正13年(1924)9月生れ、昭和18年(1943)9月旧制水戸高等学校卒業、東京帝国大学入学、昭和21年(1946)9月同学第二工学部卒業、国産鉄工株式会社、下妻第二高等学校、日立工業高等学校、茨城大学工学部に勤め、平成4年(1992)4月茨城大学名誉教授、平成15年(2003)4月叙勲、勲三等瑞宝章。

放射性セシウムが与える人口学的病理学的影響
チェルノブイリ25年目の真実

2015年 4月1日　第1刷発行

編著者	ユーリ・I・バンダジェフスキー
訳　者	久保田 護
発行者	上野良治
発行所	合同出版株式会社
	東京都千代田区神田神保町 1-44
	郵便番号　101-0051
	電話　03（3294）3506／FAX　03（3294）3509
	URL　http://www.godo-shuppan.co.jp/
	振替　00180-9-65422
印刷・製本	新灯印刷株式会社

■刊行図書リストを無料進呈いたします。
■落丁乱丁の際はお取り換えいたします。

本書を無断で複写・転訳載することは、法律で認められている場合を除き、著作権および出版社の権利の侵害になりますので、その場合にはあらかじめ小社あてに許諾を求めてください。

ISBN978-4-7726-1228-9　NDC464　210×148
© Mamoru Kubota, 2015